Le jeûne protéiné

Catalogage avant publication de Bibliothèque et Archives Canada

Marineau, Jean-Marie

Le jeûne protéiné

   Nouv. édition

   (Collection Alimentation)

   ISBN 2-7640-1105-9

   1. Régimes amaigrissants. 2. Obésité – Traitement. 3. Jeûne. I. Titre. II. Collection.

RM222.2.M415 2006   613.2'5   C2006-940055-5

LES ÉDITIONS QUEBECOR

Une division de Éditions Quebecor Média inc.

7, chemin Bates

Outremont (Québec)

H2V 4V7

Tél.: (514) 270-1746

www.quebecoreditions.com

© 2006, Les Éditions Quebecor, pour la présente édition

Bibliothèque et Archives Canada

Éditeur: Jacques Simard

Conception de la couverture: Bernard Langlois

Illustration de la couverture: PictureQuest

Révision: Francine St-Jean

Infographie: Composition Monika, Québec

Nous reconnaissons l'aide financière du gouvernement du Canada par l'entremise du Programme d'aide au développement de l'Industrie de l'édition (PADIÉ) pour nos activités d'édition.

Gouvernement du Québec – Programme de crédit d'impôt pour l'édition de livres – Gestion SODEC.

Imprimé au Canada

Le jeûne protéiné

Dr Jean-Marie Marineau

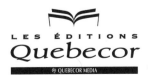

LES ÉDITIONS
Quebecor
QUEBECOR MEDIA

DU MÊME AUTEUR

Manger pour maigrir (en collaboration), Les Publications Éclair

Bien manger pour rester mince, Éditions HMH

Recettes de gourmets pour maigrir, seul ou avec l'aide de votre médecin, Éditions La Presse

125 trucs pour maigrir et rester mince, Éditions La Presse

La cellulite vaincue, Éditions Quebecor

200 recettes micro-ondes pour maigrir et rester mince, Éditions Quebecor

Les Gestions Jean-Marie Marineau inc.
6716, rue Saint-Denis
Montréal (Québec)
H2S 2S2
Montréal: (514) 274-3561
Québec: (418) 653-1564

REMERCIEMENTS

Un travail semblable ne peut être réalisé sans la collaboration de plusieurs personnes. Par ses connaissances scientifiques et son encouragement, le docteur Nicole Perrot m'a apporté un soutien de tous les instants. L'aide de mes diététistes, Mmes Lise Blanchet et Manon Lamontagne, m'a été très précieuse pour structurer les chapitres de la diététique. Je remercie en particulier Mme Marie Sirois qui a participé à la conception d'un important passage sur la connaissance des aspects psychologiques de l'obésité. L'apport de M. Claude Ferragne pour les pages consacrées aux exercices aérobiques a été indispensable. La révision de cet ouvrage n'aurait pu être réalisée sans le travail acharné de M. Raymond Roy. L'écriture du présent livre a été rendue possible grâce aux conseils judicieux de mon épouse, Francine. À toutes et à tous, j'exprime ma sincère reconnaissance pour leur aide précieuse.

PREMIÈRE PARTIE

LA CONNAISSANCE DU JEÛNE PROTÉINÉ

MAIGRIR: UN ENGAGEMENT DURABLE

Tout traitement amaigrissant dont l'application se fait à court terme et qui vise uniquement la réduction pondérale est voué à un échec retentissant. Font partie de cette catégorie les régimes fantaisistes et même la plupart des régimes sérieux.

Si vous êtes une personne bien enveloppée, forte ou franchement obèse, si vous avez la meilleure motivation du monde et si l'on vous prescrit la plus équilibrée des diètes hypocaloriques en ne se souciant que de vos surplus graisseux, sans tenir compte de votre être dans son intégralité, c'est-à-dire du corps, de l'intelligence, des sentiments, des émotions, c'est qu'on vous offre une voie sans issue.

Dans ce livre, je ne cesserai de dire que l'obésité est une maladie chronique qui nécessite un traitement continu et soutenu qui doit tenir compte de trois facteurs fondamentaux et indissociables:

- la diététique;
- la dépense énergétique;
- la modification du comportement.

La solution que je vous propose dans le présent livre tient compte de tous ces éléments et les aborde en profondeur. En effet, **la méthode du jeûne protéiné** est une approche globale:

1. **La diététique.** Le jeûne protéiné est une méthode d'amaigrissement sûre et rapide, mise en place depuis près de trois décennies, et dont plusieurs millions de personnes ont bénéficié.

2. **La dépense énergétique.** Cette méthode prévoit un programme d'activité physique complet, simple et adapté à tous.

3. **La modification du comportement.** Une attention toute particulière a été portée à cet aspect du traitement, puisque l'approche comportementale est la pierre angulaire d'un succès durable dans une cure d'amaigrissement.

*   *   *

Cette méthode, vous le verrez dès le début, s'adresse aux femmes. Non pas que les hommes n'aient pas besoin de maigrir, bien au contraire, puisque la distribution abdominale de leur surplus graisseux est associée à des risques élevés sur le plan cardiovasculaire, mais parce que plus de 90 p. cent des consultations en diététique sont demandées par des femmes. De plus, il aurait été difficile dans les chapitres portant sur la modification du comportement, en particulier dans les exercices d'affirmation de soi, de s'adresser à la fois aux femmes et aux hommes. J'invite quand même les hommes à la lecture de ce livre qui leur rendra d'inestimables services.

Qu'est-ce que le jeûne protéiné?

Le jeûne protéiné est une méthode médicale de **réduction rapide** de la surcharge pondérale fondée sur des données scientifiques rigoureuses et dont l'application se conforme à un protocole précis.

Le jeûne protéiné consiste à ingérer, au cours d'une journée, des protéines d'une grande digestibilité et d'une haute valeur biologique. De plus, les gens qui suivent cette méthode reçoivent un apport précis en sels minéraux, en vitamines et en fibres. Pendant cette cure d'amaigrissement, aucun aliment solide n'est autorisé, sauf quelques légumes. Cette méthode scientifique a été mise au point surtout grâce aux travaux du professeur George L. Blackburn, de l'école de médecine de l'Université Harvard, qui a étudié les effets biochimiques, métaboliques et psychologiques du **jeûne absolu**.

UN PEU D'HISTOIRE

Les recherches sur les régimes très faibles en calories ont commencé il y a 70 ans. C'est M. Mason qui s'intéressa à un régime de 500 calories; il le faisait suivre à ses patients pendant des périodes prolongées, allant jusqu'à 100 jours.

En 1929, MM. Evans et Strang publièrent un article scientifique sur un régime de 400 calories auquel ils ajoutèrent 50 g de protéines.

En 1959, M. Bloom fit d'importantes recherches sur le jeûne absolu, mais les nombreux effets secondaires et les dangers que représentait cette méthode menèrent à son abandon dans les cures d'amaigrissement.

Quelques années plus tard, MM. Apfelbaum et Bollinger firent des expériences dans les cures d'amaigrissement en donnant entre 40 g et 60 g d'albumine pour protéger la masse musculaire.

Dans les années 1970, plusieurs autres chercheurs, comme Genuth, Vertes, Baird, Parsons et Howard, ont travaillé sur les régimes amaigrissants très faibles en calories en donnant à leurs malades soit de la caséine, soit des acides aminés auxquels ils ajoutaient du glucose.

Toutefois, c'est en 1973 que Blackburn établit de façon précise les besoins de l'organisme en protéines pour protéger la masse musculaire au cours d'un jeûne. C'est ainsi que ses recherches donnèrent naissance au **jeûne protéiné**.

J'ai été le premier à introduire cette technique au Canada en 1975 et depuis, de nombreux médecins utilisent avec succès cette technique exceptionnelle.

Dix ans plus tard, je commençais à donner des séminaires dans les milieux médicaux français et italiens. Depuis, plusieurs centaines de médecins ont adopté la méthode du jeûne protéiné dans le traitement de l'obésité. Selon le professeur Brodoff, de 10 à 15 millions de personnes ont été traitées par cette technique depuis 1973 en Amérique du Nord, en Europe de l'Ouest et au Japon.

LE CHEMINEMENT DU PROFESSEUR BLACKBURN VERS LE JEÛNE PROTÉINÉ

Avant d'aborder les différentes constatations faites par le docteur Blackburn et qui l'ont mené à son étonnante découverte, j'aimerais, pour mieux comprendre ce chapitre, vous parler d'insuline.

Le pancréas est une glande située près de l'estomac; un de ses principaux rôles consiste à sécréter une hormone qu'on appelle l'insuline et à l'envoyer dans le sang dès que le taux de sucre augmente. L'un des rôles de l'insuline est de faire pénétrer ce sucre dans nos cellules pour qu'il serve de carburant lorsque nous avons besoin d'énergie. Cette hormone est vitale pour notre organisme puisque sans elle, le sucre circulant dans notre sang s'accumulerait et nous mènerait rapidement vers le coma. Par contre, la fabrication excessive d'insuline due à l'obésité stimule l'augmentation des cellules de la graisse corporelle.

C'est ici que nous verrons l'importance et l'utilité des travaux du professeur Blackburn. En effet, à la suite de ses recherches, il fit plusieurs constatations dont les deux suivantes ont un intérêt particulier pour l'amaigrissement.

• **Premièrement**, il constata qu'un régime faible en calories excluant les hydrates de carbone («sucres») empêchait l'insuline de stimuler l'augmentation des cellules de la graisse corporelle;

- **Deuxièmement**, il s'aperçut qu'en donnant des protéines d'une haute valeur biologique, toujours en excluant les hydrates de carbone, ce régime empêchait la fonte excessive des muscles.

LE JEÛNE ABSOLU SERAIT-IL UN BON CHOIX POUR MAIGRIR?

Le jeûne absolu est aussi vieux que le monde. De tout temps, il a toujours soulevé beaucoup de passions et donné lieu à de nombreuses controverses.

Combien de religions ne l'ont-elles pas prôné comme moyen de purification ou ne l'ont-elles pas recommandé pour obtenir des faveurs?

Les guérisseurs et les sorciers préconisaient le jeûne absolu pour favoriser les hallucinations et les visions. Nous savons aujourd'hui que ces manifestations particulières, survenant au cours du jeûne, provenaient de l'effet euphorisant de l'acétone, un produit de dégradation du tissu graisseux.

À notre époque, le jeûne absolu est utilisé pour protester contre une injustice, pour attirer l'attention sur un problème vital ou angoissant, ou pour obtenir un bénéfice, un avantage, une équité, une victoire pour une communauté. Rappelons tout simplement l'action éclatante du Mahatma Gandhi ou des jeunes nationalistes irlandais qui ont sensibilisé l'opinion mondiale à leur cause.

Fort du consensus que l'on trouve dans l'histoire universelle pour la puissance, la force et le pouvoir du jeûne absolu, et connaissant sa grande efficacité dans la perte pondérale, pourquoi se compliquer la vie et ne pas tout simplement l'utiliser dans une cure d'amaigrissement? N'est-il pas normal de penser que ce régime serait idéal pour maigrir, d'autant plus qu'il possède deux avantages exceptionnels qu'on ne rencontre à peu près dans aucun autre régime? Il permet:

- Un contrôle absolu de la faim;
- D'obtenir une perte de poids très rapide.

Malheureusement, le jeûne absolu entraîne une **fonte musculaire** plus rapide que la fonte graisseuse, provoquant ainsi des désordres importants dans notre organisme et pouvant mener à la mort. Il a été démontré, à l'autopsie, que le jeûne absolu causait la destruction du cœur par un processus de dégénérescence de ses fibres musculaires que l'on appelle **atrophie du myocarde**.

Pourquoi la **fonte musculaire** survient-elle au cours d'un jeûne absolu? Parce qu'en l'absence de tout aliment, la voie la plus rapide pour satisfaire les besoins pressants en glucose exigés par le cerveau comme source d'énergie, c'est le muscle et non pas la graisse. C'est pourquoi l'organisme, pour se nourrir, utilise rapidement ses muscles.

Au cours d'un jeûne absolu, les prises de sang montrent des tests anormaux au niveau de la fonction du foie et des reins. L'anémie ne tarde pas à apparaître dès les premières semaines.

À la suite d'un jeûne absolu, la perte musculaire entraîne toujours une reprise de poids obligatoire lors du retour à un régime régulier, car la masse de tissus maigres se reconstitue à partir des protéines alimentaires.

NOS BESOINS EN ÉNERGIE

La graisse, nul ne l'ignore, est source d'énergie. Votre corps n'utilise que l'énergie dont il a besoin quotidiennement pour fonctionner, rien de plus. La quantité qu'il brûle dépend de votre activité physique. N'oubliez pas que votre organisme est non seulement très intelligent et très économe, mais qu'il déteste le gaspillage. Donc, si vous ingérez plus d'énergie qu'il n'en a besoin, le surplus sera emmagasiné comme réserve d'énergie sous forme de graisse.

Si, pendant toute la journée, votre travail consiste à demeurer assise devant un écran d'ordinateur et que le soir, vous vous prélassez dans un fauteuil devant le petit écran, votre dépense énergétique sera très limitée et ne dépassera pas 1 500 calories.

Cette belle réserve de graisse bien tassée sous votre peau ne demande qu'à fondre si on l'invite à le faire. Alors, pourquoi ne couperiez-vous pas tout simplement votre apport alimentaire? Vous forceriez ainsi votre organisme à utiliser votre graisse de réserve comme source d'énergie. À première vue, tout cela semble simple et facile mais, en pratique, c'est une tout autre chose. Il faudra vous armer de courage, puisque votre perte de poids se réalisera lentement, très lentement. Si vous réduisez votre apport alimentaire à 1 000 calories, non seulement vous aurez faim, mais vous serez aussi constamment tentée par les aliments. En effet, les mémoires de la faim sont puissantes et dangereuses. Qu'il s'agisse de la mémoire visuelle, gustative ou olfactive, elles sont toutes trois prêtes à vous faire craquer à tout moment. Il vaut donc mieux fuir toutes les occasions qui pourraient les solliciter.

Donc, la solution idéale serait de ne rien manger pour ne pas subir la tentation, d'autant plus qu'en arrêtant de manger, l'amaigrissement deviendrait inévitable. Mais qu'arriverait-il? Certes, la faim serait très bien contrôlée, mais la fatigue apparaîtrait rapidement et la résistance diminuerait progressivement. Pourquoi? Parce que votre corps grugerait littéralement son «bifteck» à partir de vos propres muscles et créerait ainsi une condition peu souhaitable: un bilan azoté négatif. Sachant que les protéines de la masse musculaire sont la principale source d'azote de votre corps et que cet azote se retrouve dans l'urine, il est possible, en le mesurant, de savoir quelle quantité de vos muscles ont été détruits.

Toute personne qui mange trois repas par jour élimine de l'azote, et c'est tout à fait normal. Toutefois, les protéines utilisées pour former cet azote sont automatiquement remplacées par les protéines alimentaires (poissons, viandes, œufs, laitages, légumineuses). Si vous éliminez cependant plus d'azote que votre organisme n'en reçoit, vous créez un bilan azoté équilibré qui dénote que vous mangez autant de protéines que vous en éliminez sous forme d'azote. Cependant, vous verrez plus loin qu'il est possible, en arrêtant de manger des aliments solides, d'avoir un bilan azoté équilibré.

Si vous arrêtez de manger des aliments, vous provoquez un bilan azoté négatif. Cela signifie que vos muscles sont en train de fondre, avec le cortège de conséquences que vous connaissez maintenant. Sans parler de votre potassium qui chutera de façon inquiétante, provoquant tôt ou tard des problèmes cardiaques, et les carences dangereuses en vitamines et en sels minéraux.

LA SOLUTION: LE JEÛNE PROTÉINÉ

Mais alors, où se trouve la solution? Certes, on sait que le jeûne absolu apporte de grands avantages, mais qu'il comporte de sérieux dangers.

Il fallait donc trouver une méthode qui autorisait le jeûne tout en évitant la fonte musculaire. Pour cela, il fallait modifier le jeûne absolu de façon à en garder les avantages tout en écartant ses risques et ses dangers. Nous savons aujourd'hui que pour obtenir tous les effets recherchés, avec le minimum d'inconvénients, il suffisait d'associer au jeûne absolu une certaine quantité de protéines. On obtenait ainsi le régime idéal qui comportait trois avantages exceptionnels:

- Un contrôle maximum de la faim;
- Une perte de poids très rapide;
- De la masse musculaire.

À l'opposé du jeûne absolu qui comporte des dangers certains, puisqu'on n'ingère que de l'eau sans rien manger, le jeûne protéiné, tout en n'autorisant pas d'aliments solides, contient des éléments vitaux qui protègent la santé tout en permettant une fonte massive et rapide des graisses.

Pour empêcher l'organisme d'utiliser ses muscles comme principale source d'énergie, les médecins lui fournissent un produit protéiné d'une haute valeur biologique contenant tous les acides aminés nécessaires et servant à la synthèse d'une molécule de protéine. De plus, cette protéine est d'une grande digestibilité, puisqu'elle est dépouillée de tout gras et de tout sucre.

C'est au professeur Blackburn que nous devons la détermination des besoins de l'organisme en protéines au cours d'un jeûne. En effet, c'est au cours d'une étude sur l'approche multidisciplinaire du traitement de l'obésité qu'il dévoila la quantité exacte de protéines à donner à un sujet pour protéger sa masse noble. Pour une période de 24 heures, cette quantité doit se situer entre 1,2 g et 1,5 g par kg de poids idéal. À titre d'exemple, prenons une femme qui pèse 70 kg (154 lb) dont le poids idéal devrait se situer autour de 55 kg (121 lb). Afin de protéger sa masse musculaire, nous devrions donc lui donner 66 g de protéines quotidiennement.

Maintenant, qu'advient-il de cette protéine une fois qu'elle a atteint le petit intestin? Elle est tout simplement dégradée et transformée en acides aminés qui seront absorbés par les petits vaisseaux et transportés vers les tissus qui en ont besoin. Le surplus d'acides aminés est transformé par le foie en sucre, dont une petite partie est emmagasinée dans l'organisme sous forme de glycogène. Cet apport protéique que nous fournissons à votre organisme nourrit les protéines de vos muscles et empêche leur mobilisation comme source d'énergie.

LE DÉBUT DU JEÛNE PROTÉINÉ

Avant de comprendre les différents phénomènes qui se produisent dans votre corps au cours d'un jeûne protéiné, il est important que vous sachiez qu'un être humain est une masse énergétique constituée de **protéines, de graisses et de sucres.**

Il importe que vous sachiez également qu'au cours d'une perte de poids, il faut à tout prix protéger vos protéines, puisqu'elles sont le constituant obligatoire de la matière vivante, notamment de vos muscles, de votre cœur, de votre foie, de vos reins, de votre peau, de vos cheveux, de vos ongles, de votre sang et de bien d'autres organes. Pour se renouveler et pour ne pas être utilisée comme source d'énergie au cours d'un jeûne, cette masse d'énergie a des besoins quotidiens d'au moins 60 g de protéines. C'est effectivement ce que garantit à votre organisme le jeûne protéiné. C'est pourquoi aussi tous vos muscles et l'ensemble des protéines dont votre corps est constitué sont protégés.

Avant de vous expliquer les différents mécanismes à l'œuvre dans votre organisme au cours d'une perte de poids par le jeûne protéiné, il importe que vous connaissiez toutes les raisons pour lesquelles il faut absolument épargner vos protéines pendant une cure d'amaigrissement. Cela nous amène à parler des fonctions des protéines et du rôle considérable qu'elles jouent dans votre organisme.

1. Elles sont source de vie. En effet, sans les protéines, il n'y aurait pas de vie; nous n'existerions tout simplement pas.

2. Elles sont nécessaires à la croissance et à la réparation de nos cellules.

3. Elles participent à la reconstruction des cellules usées de notre organisme, comme la peau, les muqueuses, les cheveux, les ongles.

4. Elles sont essentielles à la production des enzymes et des hormones de notre corps.

5. Elles sont les principaux composants des tissus musculaires et jouent un rôle important dans la constitution des organes et de l'ossature.

6. Elles sont utiles et nécessaires en période de croissance et de convalescence.

7. Elles servent à maintenir l'équilibre des liquides dans nos cellules.

8. Elles entretiennent l'acidité et la pression sanguine.

9. Elles peuvent être, en cas extrême, une source d'énergie. L'organisme peut en effet puiser quatre calories dans chaque gramme de protéine.

Maintenant que vous êtes bien informée sur le rôle fondamental joué par les protéines dans votre organisme, vous êtes davantage en mesure de comprendre pourquoi il est important de protéger votre masse musculaire au cours d'une perte de poids. Compte tenu du fait que votre cœur est un muscle, vous comprendrez que vos protéines ne doivent jamais fondre.

LA MERVEILLEUSE ADAPTATION
DE VOTRE CORPS

Parlons maintenant des mécanismes bien précis et bien ordonnés qui seront enclenchés par le jeûne protéiné.

Dès que vous cesserez complètement de manger et que vous vous soumettrez au jeûne protéiné, votre organisme tombera en mal d'énergie et cherchera par tous les moyens à trouver une source de combustible. Voici comment votre corps arrivera intelligemment à gérer **son patrimoine énergétique**.

Les protéines

Dès que vous vous soumettez à ce régime, nous ajoutons une quantité de protéines suffisante à combler les besoins quotidiens de votre organisme pour nourrir votre masse musculaire. Ainsi, votre bilan azoté sera maintenu dans un parfait équilibre, ce qui empêchera la fonte de vos muscles. Il sera donc difficile pour votre organisme d'utiliser vos muscles comme source d'énergie.

Les sucres

Après 24 heures de ce régime, la petite quantité de sucre accumulée au niveau du foie, des reins et des muscles sous forme de glycogène aura été complètement consommée comme source énergétique.

Les graisses

Si les muscles (protéines) sont presque inutilisables comme source d'énergie et que la faible quantité de sucre emmagasinée dans votre organisme a servi de carburant, une source d'énergie deviendra disponible: la graisse. Cette graisse, inutile et parfois dangereuse, accumulée au fil des mois et des ans, servira maintenant de combustible pour faire fonctionner votre corps. En effet, devant l'exigence de votre organisme qui sollicite de l'énergie pour continuer à fonctionner et étant donné qu'il est privé de toute nourriture solide et ne reçoit que 400 à 500 calories sous forme de protéines par jour, votre organisme n'aura d'autre choix que d'aller puiser sa nourriture journalière dans votre surplus de graisse.

Voyons maintenant comment se comportent les graisses lorsqu'elles sont utilisées comme source d'énergie.

Sachez d'abord que ces graisses sont stockées dans votre organisme sous forme de **triglycérides**.

Apprenez ensuite que dès que vous commencez le jeûne protéiné, ces **triglycérides** sont catabolisés (transformés) en **acides gras libres** et en **glycérol**. Ce dernier est converti dans le foie en sucre, tandis que les acides gras libres choisissent deux voies:

* 40 p. cent se dirigent directement vers les muscles où ils sont utilisés comme source d'énergie sans subir de transformations;

* 60 p. cent s'orientent vers le foie où ils seront oxydés (transformés) en **corps cétoniques**.

Ce terme est à l'origine du surnom de «régime cétogénique» donné au **jeûne protéiné**.

Tant et aussi longtemps que votre corps peut utiliser les corps cétoniques et les acides gras libres comme combustible, vos muscles (protéines) ne seront presque jamais catabolisés pour lui fournir l'énergie dont il a besoin. Votre organisme utilisera les **acides gras libres et les corps cétoniques** plutôt que les protéines parce qu'ils constituent une source d'énergie plus économique. En effet, 1 g de gras procure 9 calories alors que 1 g de protéine ne donne que 4 calories.

Attardons-nous maintenant au rôle important que jouent les **corps cétoniques** au cours du jeûne protéiné. Voici leurs effets bénéfiques:

1. Ils contrôlent la faim. Cet effet secondaire bénéfique vous évite de prendre des substances chimiques pour contrôler votre faim;

2. Ils fournissent une partie de l'énergie que requiert votre organisme;

3. Ils facilitent l'utilisation des **acides gras libres** par des tissus qui, normalement, ne peuvent s'en servir comme combustible;

4. Ils fournissent au cerveau une grande partie de son énergie;

5. Ils n'ont pas besoin d'insuline pour pénétrer la cellule nerveuse et, contrairement aux **acides gras libres**, ils sont hydrosolubles (solubles dans l'eau);

6. Ils inhibent la protéolyse (destruction) musculaire.

Les **corps cétoniques** représentent donc un apport précieux et inestimable au cours d'un jeûne protéiné, surtout par leur rôle prioritaire au niveau du cerveau. En effet, c'est en 1967 que le docteur Cahil découvrit que le cerveau pouvait utiliser les **corps cétoniques** comme source d'énergie au même titre que le sucre. D'ailleurs, même aujourd'hui, la grande majorité des gens pensent encore que le sucre est la seule source d'énergie pour le cerveau.

Bien des personnes croient que les **corps cétoniques** sont une substance toxique pour l'organisme. Cela provient d'une méconnaissance des mécanismes physiologiques qui se déroulent dans l'organisme et de la confusion qui existe entre deux termes: **l'acidocétose et la cétogenèse.**

L'acidocétose

Il s'agit d'un état pathologique rencontré dans le diabète et qui s'installe lorsque les **corps cétoniques** s'accumulent dans le sang. En effet, chez un sujet normal, ils sont transformés en d'autres substances et utilisés comme énergie. Cependant, pour que cela se réalise, il faut la présence d'insuline dans le sang. Or, chez les diabétiques non traités et décompensés, il y a souvent absence d'insuline. Les **corps cétoniques** s'accumulent donc et deviennent une substance toxique pouvant mener jusqu'au coma diabétique, qui survient en l'espace de quelques heures.

La cétogenèse

Il s'agit d'un état d'adaptation que l'on trouve dans le jeûne protéiné et qui survient chez un sujet normal avec un pancréas sain qui peut fabriquer de l'insuline. En l'absence de tout aliment, nous l'avons vu précédemment, les graisses de l'organisme se transforment en **corps cétoniques** qui seront utilisés pour fournir une partie de l'énergie dont le corps aura besoin au cours du jeûne protéiné; les reins en élimineront une bonne partie. Les **corps cétoniques** ne pourront pas s'accumuler dans le sang, puisque l'insuline en empêchera la concentration en les transformant en substances énergétiques.

La cétogenèse est une forme d'adaptation qui s'installe en l'espace de quelques jours lorsque la graisse est devenue la seule source d'énergie pour l'organisme. Dans le document *Excess Fat Get Lost*, le docteur Peter Lindner, endocrinologue californien, affirme que la cétogenèse «n'est pas dangereuse et ne présente aucun problème pour un patient normal».

Donc, les **corps cétoniques**, loin d'être toxiques pour l'organisme, sont une source d'énergie utile au cours du jeûne protéiné. Aussi longtemps qu'il y aura un surplus de graisse à éliminer, votre corps, par sa merveilleuse capacité d'adaptation, continuera à fabriquer des **corps cétoniques** pour se nourrir et pour protéger ses muscles.

LES AVANTAGES DU JEÛNE PROTÉINÉ

Depuis que les régimes amaigrissants existent, qu'il s'agisse des basses calories, des régimes dissociés, des régimes d'Atkins, de Scardale, de la clinique Mayo ou même des régimes fantaisistes, on n'a pas cessé de vanter leurs bienfaits et leurs vertus. Cependant, aucun régime, quel qu'il soit, ne peut offrir autant d'avantages que le **jeûne protéiné**. Ils sont si nombreux que je me bornerai à décrire les plus importants.

La disparition quasi complète de la faim

Pour bien maigrir, il ne faut pas ressentir la faim. Hormis les héros, peu d'êtres humains peuvent réussir, à moyen ou à long terme, à maigrir de 10, 15 ou 20 kg tout en endurant la faim, si ce n'est par nécessité, par obligation ou par contrainte.

Le premier rôle du médecin est de proposer à son patient un régime où la faim est contrôlée dans une très large mesure. Seul le jeûne protéiné peut offrir en toute sécurité cet avantage. En effet, chez toute personne soumise à cette technique amaigrissante, **la faim disparaît presque complètement après 48 à 72 heures de traitement**. Cette faim qui vous assaille et qui vous tenaille constamment dans tous les autres régimes sera pratiquement absente dans le jeûne protéiné et elle fera place à une sensation de bien-être. Fini le supplice de la faim qui rend la plupart des régimes pénibles et souvent insoutenables.

Voici comment cette faim disparaîtra dès les premières heures:

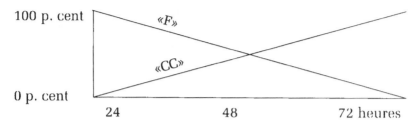

Au moment où vous vous soumettez au jeûne protéiné, deux phénomènes importants se produisent que nous appelons «CC» et «F». Utilisons tout de suite, pour faciliter la compréhension de ces phénomènes, des chiffres arbitraires: 0 p. cent et 100 p. cent.

Le phénomène «CC»

Dès les premières heures de votre traitement, votre graisse se transformera rapidement en plusieurs substances dont les corps cétoniques que nous avons désignés par les lettres «CC» dans le tableau ci-dessus. Il existe trois corps cétoniques: **l'acétone, l'acide acétylacétique et l'acide ß-hydroxyburtyrique**. Dès le début de votre traitement, ils apparaîtront dans votre circulation rapidement – dans l'espace de 48 à 72 heures – et ils atteindront un sommet que nous avons fixé arbitrairement à 100 p. cent. Or, il s'avère que l'un de ces corps cétoniques, l'acide ß-hydroxyburityrique est un très puissant coupe-faim dont l'effet dépasse de beaucoup l'effet anorexique des coupe-faim chimiques, sans en avoir les désavantages et en comporter les risques. De plus, c'est votre corps lui-même qui fabrique cet acide: il est donc naturel. Il agit, semble-t-il, au niveau de votre cerveau, à un endroit bien précis que nous appelons le centre de la satiété, en le stimulant, ce qui freine presque complètement la faim.

Le phénomène «F»

La **faim**, phénomène tout à fait normal, que nous avons désignée par la lettre «F» dans le tableau ci-dessus, sera presque complètement maîtrisée (elle passe de 100 à 0 p. cent) et de façon naturelle par un produit de dégradation de votre graisse, l'acide ß-hydroxyburityrique.

Voilà un des grands avantages, sinon le plus grand, que procure le jeûne protéiné sur les régimes conventionnels, qu'ils soient basses calories, dissociés ou autres.

La rapidité

Quelle que soit la solidité de votre motivation de départ, si votre perte de poids se réalise lentement, vous aurez du mal à persister dans votre démarche, notamment si vous avez plusieurs kilos à perdre. En revanche, si vous optez pour le jeûne protéiné, votre motivation sera sans cesse renforcée par une perte pondérale rapide. En effet, vous serez récompensée de vos efforts en conservant un rythme de croisière pouvant aller à environ 2 kg (4,4 lb) par semaine. La rapidité de ce régime présente entre autres un avantage important: il y a peu de risque d'abandon, ce que l'on trouve si souvent dans les régimes à perte de poids lente comme les basses calories.

La protection de la masse musculaire

Un régime amaigrissant ne doit s'attaquer qu'à la graisse et protéger le plus possible la masse noble, c'est-à-dire les muscles et les organes vitaux. Pour cela, on doit fournir à l'organisme au moins 1 g de protéines par kilogramme de poids idéal par 24 heures. Or, le jeûne protéiné en procure 1,2 g chez la femme et 1,5 g chez l'homme.

Vous êtes donc en mesure de le constater dès maintenant, et cela vous sera confirmé plus loin, que le jeûne protéiné est non seulement un régime fondé sur des données scientifiques solides, mais qu'il permet aussi, par son équilibre physiologique, une perte de poids très rapide et qu'il vous assure la santé en protégeant votre masse noble.

La motivation

La motivation est excellente, puisqu'elle est constamment renforcée par la rapidité de la perte de poids et par la vitesse étonnante avec laquelle s'effectue le changement de votre image corporelle. Votre motivation est décuplée grâce à la satisfaction tirée du sentiment profond de réussite que vous éprouvez.

La sécurité

Un des plus importants avantages du jeûne protéiné, c'est sa grande sécurité. En effet, le jeûne protéiné est **un traitement avant tout médical** dont l'application se conforme à des normes très strictes. Il est régi par un protocole précis, mis au point par le docteur Blackburn.

Vous serez suivie régulièrement par votre médecin qui vous fera passer, à certains intervalles, des examens de laboratoire.

Le bien-être

Le bien-être est sûrement une des sensations les plus appréciées au cours d'un régime amaigrissant. Cet état se manifeste par une douce euphorie qui apparaît dès les premiers jours du traitement et qui est accompagnée d'une amélioration de l'humeur.

La facilité

Le jeûne protéiné est un régime facile, puisqu'il n'oblige pas la patiente à calculer et à peser les aliments. De plus, le danger d'erreur et la tentation de déroger à un régime sont éliminés étant donné que la patiente n'est pas en contact avec la nourriture. Le jeûne protéiné est d'autant plus facile que vous n'avez aucune décision à prendre quant aux aliments.

Le sommeil

Beaucoup de personnes souffrant d'embonpoint ou d'obésité se plaignent d'insomnie occasionnée la plupart du temps par des troubles pulmonaires, comme la diminution de la capacité respiratoire et l'asthme. Ces malaises sont causés ou aggravés par l'accumulation de graisse autour des poumons.

Le jeûne protéiné, en éliminant rapidement les amas graisseux qui compriment vos poumons, vous redonnera une fonction respiratoire normale dont l'effet sera bienfaisant sur votre sommeil.

La peau

Grâce à l'apport de protéines d'une haute valeur biologique, la peau est protégée. Cependant, à l'occasion d'une perte pondérale importante, certaines personnes doivent subir une correction chirurgicale.

LES EFFETS SECONDAIRES
DU JEÛNE PROTÉINÉ

Aussi incroyable que cela puisse paraître, il n'existe aucun effet secondaire majeur associé au jeûne protéiné. Au contraire, vous ressentirez une sensation de bien-être qui rendra votre cure agréable. Comme dans tout régime amaigrissant, il existe bien quelques inconvénients, mais ils sont minimes, occasionnels et faciles à surmonter. Ils surviennent le plus souvent parce que les gens n'ont pas appliqué à la lettre les directives de leur médecin.

L'hypotension orthostatique

L'hypotension orthostatique correspond à une diminution de la tension artérielle en fonction des changements de position. En dehors de tout régime, tout le monde connaît les sensations désagréables ressenties lorsqu'on se relève après avoir été accroupi pendant quelques minutes, voire quelques secondes:

- étourdissements;
- manque d'énergie;
- manque d'entrain;
- grande lassitude;
- sensation de fatigue;
- sensation de faiblesse;
- nausées;

- somnolence;
- palpitations.

Rassurez-vous, ces malaises ne surviendront pas si vous suivez correctement les conseils de votre médecin.

L'hypotension, qui ne se manifeste que rarement, s'explique par une diminution du volume du liquide intravasculaire et peut survenir dans n'importe quel régime amaigrissant. Elle signifie que vous manquez de sel. D'ailleurs, tous les malaises que vous pourriez ressentir disparaîtraient après ingestion de chlorure de sodium (sel de table).

La frilosité

Cet inconvénient, s'il se présente, peut s'expliquer de trois façons :

- par la diminution du métabolisme de base qui survient dans tout régime amaigrissant;
- par la diminution de la tension artérielle;
- par la diminution de la couche graisseuse, qui est un facteur isolant.

La diarrhée

Il s'agit d'un phénomène très rare qui correspond presque toujours à un manque de fibres. Si vous avez la diarrhée, vous devez prendre les mesures pour l'arrêter dans les plus brefs délais, puisqu'elle provoque la perte de sels minéraux comme le potassium et le sodium. N'hésitez pas à consulter votre médecin ou votre pharmacien.

La constipation

Puisque votre intestin contient peu ou pas d'aliments, il est normal qu'il fonctionne à un rythme plus lent. Cependant, il est souhaitable qu'il y ait émission de selles tous les deux jours. La constipation est un message de votre intestin qui vous signale un manque de fibres. Votre médecin vous recommandera de boire beaucoup d'eau et de prendre des comprimés de méthylcellulose.

La perte de cheveux

La perte de cheveux est rare et survient de façon transitoire chez 1 p. cent des gens vers la fin de la phase active et au début de la phase de maintien du jeûne protéiné. Cette perte est habituellement minime, et les cheveux repoussent au cours de la phase de maintien. Elle correspond à un ralentissement du cycle pilaire et se voit surtout chez les gens qui ont négligé leur protéines et leurs compléments nutritifs. La perte de cheveux se corrige en augmentant un peu l'apport protéique, les sels minéraux et les vitamines, et en utilisant dans certains cas un shampoing à base de goudron.

Les maux de tête

Ce malaise peut survenir chez une minorité de gens au cours des trois premiers jours d'un régime, mais il disparaît complètement par la suite. Si c'est votre cas, vous pouvez prendre un analgésique sans perturber votre régime.

La mauvaise haleine

La mauvaise haleine est presque constante chez les patients et correspond à l'élimination des corps cétoniques par la voie pulmonaire. Si vous souffrez de ce malaise, vous pouvez utiliser de la chlorophylle, beaucoup plus efficace que les rince-bouche.

Les crampes nocturnes

Ce malaise survient chez 5 p. cent des gens et s'explique par une insuffisance veineuse des membres inférieurs. Votre médecin vous prescrira un comprimé de 500 mg de calcium; vos crampes disparaîtront alors complètement.

La faiblesse musculaire

Elle correspond toujours à un manque de potassium et se manifeste par deux signes précis:

- une faiblesse des membres inférieurs en montant un escalier;
- une douleur dorsale parce que les muscles paravertébraux sont très sensibles à un manque même léger de potassium. Ce malaise disparaît en quelques heures grâce à un apport supplémentaire de potassium.

Les menstruations

Au cours de n'importe quel régime amaigrissant, les menstruations peuvent subir des changements. Selon le docteur Goldfarb de l'Université de Pennsylvanie, dès que l'alimentation de la femme est perturbée de façon importante, le cycle menstruel peut être affecté.

LES INDICATIONS THÉRAPEUTIQUES DU JEÛNE PROTÉINÉ

À l'exception de certaines contre-indications, toute personne entre 18 et 65 ans peut se soumettre au jeûne protéiné.

Il est bien connu que l'excès pondéral est responsable de nombreux malaises et fait apparaître plusieurs maladies débilitantes et parfois mortelles. La question qu'on doit se poser est la suivante: est-il possible d'adhérer à la méthode du jeûne protéiné lorsqu'un surplus de poids est associé à l'une de ces maladies? Vu la grande sécurité de cette technique, la réponse, dans la majorité des cas, est affirmative.

Le diabète

Quatre-vingt p. cent des gens souffrant de cette maladie sont obèses, et la plupart présentent un diabète non insulinodépendant, c'est-à-dire que leur pancréas est encore en mesure de sécréter de l'insuline.

La méthode du jeûne protéiné peut s'appliquer avec succès chez trois catégories de diabétiques.

1. Ceux qui sont traités uniquement par un régime

Dans cette catégorie, le traitement est simple. Il consiste à appliquer la technique du jeûne protéiné de façon intégrale, puisque ce régime, pratiquement dénué d'hydrates de carbone, mettra le pancréas au repos.

2. Ceux qui prennent des hypoglycémiants oraux

Le médecin demandera à ces malades de surveiller quotidiennement leur glycémie (taux sanguin de glucose) à l'aide d'un glucomètre (lecteur de glycémie).

Les hypoglycémiants oraux sont des comprimés dont l'action consiste à abaisser le taux de sucre dans le sang. La plupart des diabétiques prennent un ou deux comprimés par jour. Dans le premier cas, le médecin suspendra la prise des comprimés dès la première journée du jeûne protéiné. Dans le deuxième, il supprimera un comprimé immédiatement et le deuxième en général après une ou deux journées, en s'appuyant toujours sur les résultats du glucomètre.

3. Ceux qui sont traités à l'insuline

Ces malades répondent très bien à la méthode du jeûne protéiné puisque dès le début de ce régime, les cellules des îlots de Langerhans du pancréas, dont le rôle est de fabriquer l'insuline, reprennent leur fonction qu'elles avaient partiellement délaissée. Bien entendu, dans cette catégorie, il est indispensable de se servir d'un glucomètre.

Quel que soit le genre d'insuline utilisée, si une personne en prend moins de 30 unités, le médecin supprimera complètement cette hormone dès le début du jeûne protéiné. Autrement, une hypoglycémie importante surviendrait dans les premières heures du traitement.

Si la quantité d'insuline, qu'elle soit de type lent ou rapide, dépasse 30 unités, elle sera diminuée de moitié la première semaine et habituellement complètement éliminée la deuxième semaine, en se fiant évidemment aux résultats du glucomètre.

L'hypertension

Cette maladie est certes une indication de premier plan, puisque la majorité des hypertendus obèses ou souffrant d'embonpoint voient leur tension artérielle se normaliser dès les premières semaines d'un jeûne protéiné. À tel point que si vous souffrez de cette affection et que vous devez prendre des médicaments pour normaliser votre tension artérielle, votre médecin devra diminuer rapidement votre médication pour éviter qu'elle descende trop bas.

L'asthme

S'il existe des affections qui bénéficient au plus haut point d'une perte de poids par le jeûne protéiné, ce sont bien les maladies pulmonaires chroniques comme l'asthme. Le changement spectaculaire noté chez ces malades se traduit par une amélioration marquée et rapide de leur capacité respiratoire et par une diminution progressive de leur médication.

Les bienfaits ressentis par ces malades s'expliquent par la diminution de la pression intrathoracique que la graisse exerce sur leurs poumons.

L'angoisse bien connue des asthmatiques s'en trouve grandement soulagée, et la qualité de vie qui en résulte est hautement appréciée.

L'hypothyroïdie

Une personne hypothyroïdienne, traitée et stabilisée par des extraits thyroïdiens, peut suivre sans restriction le jeûne protéiné.

Si une hypothyroïdie est décelée au cours de la phase préparatoire et que le médecin instaure le traitement qui s'impose, le malade atteint de cette affection pourra commencer un traitement par le jeûne protéiné sans tarder.

L'insuffisance rénale légère

Cette affection qu'on rencontre chez les diabétiques de longue date ou chez les personnes qui ont souffert antérieurement de certaines maladies aiguës du rein, n'est pas une contre-indication au jeûne protéiné pour autant qu'on prenne certaines précautions. Ces personnes doivent se soumettre chaque semaine à des tests sanguins pour évaluer leur fonction rénale.

Face à une telle pathologie chez un obèse, le médecin doit évaluer les risques: soit que la malade est traitée pour son obésité dans l'espoir toujours possible d'entrevoir une amélioration de l'état de ses reins; soit qu'elle reste obèse et court le risque de voir sa maladie s'aggraver.

L'arthrose

L'arthrose, qui se voit souvent chez les obèses et même chez les personnes âgées présentant un léger embonpoint, s'explique par la pression excessive exercée sur les articulations des chevilles, des genoux et des hanches. Le jeûne protéiné, en soulageant ces articulations de plusieurs kilos, contribue sinon à éliminer, du moins à soulager les douleurs vives occasionnées par cette maladie et à prévenir la boiterie et l'impotence.

La cortisone

Cette hormone est utilisée dans le traitement de plusieurs maladies chroniques comme l'asthme. Tout le monde sait que la cortisone fait engraisser et qu'elle occasionne une rétention d'eau. Peut-on utiliser le jeûne protéiné pour réduire cette surcharge pondérale, souvent coriace et réfractaire à la plupart des régimes amaigrissants? Le jeûne protéiné est efficace chez les gens qui reçoivent ce médicament. Il faut toutefois les prévenir que le rythme de leur perte de poids risque d'être un peu plus lent. Ces malades nécessitent une surveillance médicale constante.

LES CONTRE-INDICATIONS
DU JEÛNE PROTÉINÉ

Le jeûne protéiné ne s'adresse pas à tout le monde, mais peu de gens sont exclus de ce traitement, étant donné sa grande sécurité.

Voici les quelques contre-indications que l'on note, valables d'ailleurs pour la majorité des régimes amaigrissants.

La grossesse et l'allaitement

Il va de soi que dans ces deux états physiologiques particuliers, l'organisme de la femme a besoin d'un équilibre alimentaire adapté à ces deux conditions et nécessite un apport énergétique accru et important. Pour ces deux raisons, le jeûne protéiné ne peut être utilisé dans un traitement amaigrissant chez une femme enceinte ou qui allaite.

L'enfance et l'adolescence

Le jeûne protéiné est ici exclu pour des raisons énergétiques. Au moment de la croissance, les besoins énergétiques de l'enfant et, surtout, de l'adolescent correspondent au double de ceux de l'adulte. Même une cure d'amaigrissement par la voie hypocalorique comporte des dangers, étant donné que ces régimes s'attaquent à la masse musculaire au cours de la perte de poids.

L'insuffisance hépatique

Il suffit de se rappeler qu'au moment de la fonte massive du tissu graisseux, les triglycérides se transforment en acides gras et que 60 p. cent de ceux-ci sont dégradés au niveau du foie. Par voie de conséquence, le jeûne protéiné ne peut s'adresser aux personnes dont le foie est gravement atteint.

L'insuffisance rénale grave

Une insuffisance en sodium qui surviendrait au cours d'un jeûne protéiné pourrait conduire à une détérioration de la fonction rénale. Ce genre de maladie est donc une contre-indication absolue à tout régime cétogénique.

L'insuffisance cardiaque

Il s'agit d'une maladie grave dans laquelle le muscle cardiaque est sérieusement atteint et affaibli. La santé précaire de ces malades et les nombreux médicaments qu'ils doivent prendre sont autant de raisons qui excluent toute perte pondérale radicale.

L'infarctus et l'accident vasculaire cérébral récents

La diminution de la tension artérielle et du volume du liquide intravasculaire sont deux conditions que l'on peut trouver dans n'importe quel régime amaigrissant et qui pourraient provoquer d'autres accidents cardiovasculaires. Toutefois, après trois mois de convalescence, les personnes victimes de ces maladies peuvent dans certains cas bénéficier d'un traitement amaigrissant par le jeûne protéiné.

Les diurétiques

La prise de tout médicament faisant partie de la famille des thiazides et des furosémides, bien connue de votre médecin, sont une contre-indication absolue au jeûne protéiné parce qu'ils éliminent dans votre urine un sel important: le potassium. Pour la bonne marche du traitement, ce précieux sel doit constamment demeurer en équilibre.

Ces types de diurétiques, même associés à des substances comme la spironolactone et le triamtérène qui ont la propriété de protéger le potassium, sont également à éviter.

En somme, toute substance qui provoque une perte de potassium, qu'il s'agisse d'un diurétique ou d'un hypotenseur, est contre-indiquée dans le jeûne protéiné.

Au cas où la prise d'un diurétique se révélerait nécessaire au cours du jeûne protéiné, la spironolactone ou le triamtérène employé seul, et non en association, peut être utilisé. Cela veut dire que tout traitement hypotenseur comprenant un diurétique de la famille des thiazides ou des furosémides doit être modifié en remplaçant ces substances soit par la spironolactone ou le triamtérène.

LE PLATEAU
DANS LE JEÛNE PROTÉINÉ

Il n'existe pas de plateau prolongé dans le jeûne protéiné, pour peu, bien entendu, que vous suiviez à la lettre et observiez scrupuleusement les directives de votre médecin. Le plateau que l'on trouve dans la plupart des régimes, qu'ils soient hypocaloriques, dissociés ou autres, ne s'observe pas dans le jeûne protéiné. Pourquoi? Parce que votre organisme doit constamment et inexorablement aller chercher son énergie quelque part pour continuer à vitre. Or, comme vous n'ingérez aucun aliment et que les protéines qui vous sont prescrites ne vous apportent que quelques centaines de calories, votre corps doit quotidiennement aller à la recherche de sa nourriture pour assurer à toutes vos cellules leurs besoins vitaux. Et comme votre surplus de graisse est la seule source de carburant utilisable, votre organisme puisera de façon continue dans cet immense réservoir d'énergie pour continuer à vivre. Ainsi, vos amas de graisse disparaîtront progressivement.

Dans les autres régimes, il existe, pour des raisons métaboliques, des plateaux de longue durée qui peuvent anéantir la motivation des gens les plus déterminés et mener à l'échec, si redoutable, que les personnes fortes connaissent bien et qui diminue l'estime de soi et la confiance en soi.

Certes, on rencontre dans le jeûne protéiné des plateaux de courte durée, surtout chez la femme, à cause de ses

51

hormones qui ont tendance, dans certaines circonstances, à retenir l'eau. Cependant, il est facile de résoudre ce problème d'œdème. Si c'est votre cas, ne vous découragez pas; votre médecin vous prescrira des plantes diurétiques ou, si c'est nécessaire, un médicament, la spironolactone, qui viendra rapidement à bout de cet arrêt momentané dans votre perte de poids.

LES LIMITES, LES RISQUES
ET LA RÉUSSITE

Le jeûne protéiné s'adresse aux personnes âgées de 18 à 65 ans ayant un indice de masse corporelle (IMC) supérieur à 30 et ayant subi plusieurs échecs avec des régimes amaigrissants conventionnels.

De façon générale, ce régime se limite à une période de 12 à 16 semaines. Toutefois, certains auteurs autorisent des patients souffrant d'une obésité morbide à suivre ce régime au-delà de cette limite.

Le jeûne protéiné comporte peu de risques. Le docteur Atkinson dit, en parlant de l'acide urique, qu'il est rare de voir des crises de goutte chez des gens qui ne présentent aucun symptôme. Les personnes qui ont des antécédents de goutte sont à risque plus élevé, mais il est possible, à l'aide d'un médicament appelé allopurinol, d'éviter ce genre de crise.

Il existe une faible possibilité (de 5,8 à 8 p. cent) de formation de calculs dans la vésicule biliaire. La plupart des patients ne ressentent aucun symptôme. Chez certains d'entre eux, les calculs sont disparus de 6 à 36 mois après la fin d'un jeûne protéiné.

Bien que son taux de réussite à long terme soit comparable aux régimes conventionnels, il s'améliore si les gens adoptent un programme d'exercices et de modification du comportement alimentaire.

Beaucoup de gens suivent des régimes fantaisistes et les abandonnent après quelques semaines, quand ce n'est pas après quelques jours. Ce n'est pas le cas pour le jeûne protéiné. En effet, le docteur Kanders dit que le taux d'abandon n'est que de 31 p. cent après 16 semaines pour le jeûne protéiné comparativement à 70 p. cent après 12 semaines pour les régimes à basses calories.

DEUXIÈME PARTIE

LE
PROTOCOLE
DU
JEÛNE PROTÉINÉ

Le jeûne protéiné, comme nous l'avons dit précédemment, est une méthode dont les bases scientifiques sont solides et rigoureuses et dont le suivi médical régulier garantit la sécurité. De plus, cette méthode fait appel à un protocole précis et bien établi qui prévoit quatre phases:

1. La phase préparatoire;
2. La phase active;
3. La phase de transition;
4. La phase de maintien.

LA PHASE PRÉPARATOIRE

Pour la bonne marche de votre traitement et, surtout, pour votre sécurité, votre médecin procédera à un protocole préparatoire qui le renseignera avant tout sur l'état de votre santé et sur votre aptitude à suivre le jeûne protéiné. Il procédera par quatre étapes.

Le questionnaire

Votre médecin vous posera des questions sur les différents systèmes de votre organisme. Son questionnaire lui permettra de connaître vos symptômes et lui permettra de diagnostiquer l'une des nombreuses maladies concomitantes éprouvées par les personnes souffrant d'embonpoint ou d'obésité.

Les antécédents familiaux

Compte tenu des nombreuses maladies associées au gain de poids, il est important d'établir quels sont les membres de votre famille (père, mère, frères, sœurs, grands-parents, oncles, tantes) souffrant ou ayant souffert de certaines maladies. Cela permettra à votre médecin de vous sensibiliser aux risques associés à votre excès de poids et de vous convaincre d'agir au plus tôt.

L'obésité. Votre médecin doit connaître vos antécédents familiaux, puisqu'un enfant issu de deux parents obèses a 80 p. cent de chances de souffrir d'embonpoint ou d'obésité, tandis qu'il en a 40 p. cent si son père ou sa mère en souffre.

Le diabète. Sachant que 80 p. cent des diabétiques sont obèses, il importe de connaître les antécédents familiaux quant à cette maladie sournoise et responsable de complications très graves comme la cécité, les amputations, l'infarctus silencieux, la névrite, l'insuffisance rénale et les troubles circulatoires d'origine artérielle.

L'hypertension artérielle. Cette maladie grave est très souvent associée à un problème de poids. Quelques kilos suffisent parfois pour voir sa tension artérielle augmenter. Cette maladie, dont les conséquences sont lourdes, surtout si elle n'est pas maîtrisée, peut mener jusqu'à l'insuffisance cardiaque.

Les maladies cardiovasculaires. L'angine de poitrine et l'infarctus, dont le risque d'apparition croît parallèlement avec le gain de poids, doivent faire l'objet d'une attention particulière de la part du médecin qui étudie vos antécédents familiaux, compte tenu des dangers énormes que représentent ces maladies.

L'hypercholestérolémie et l'hypertriglycéridémie. Il est maintenant démontré que l'obésité abdominale, rencontrée surtout chez les hommes et parfois chez les femmes, demeure la surcharge pondérale la plus dangereuse et la plus mortelle, puisqu'elle accroît de beaucoup les risques cardiovasculaires. En effet, des études récentes ont montré, chez les gens présentant ce type d'obésité, une concentration élevée des triglycérides et une concentration faible du cholestérol HDL, dont on connaît l'action protectrice dans le processus de l'athérosclérose. De plus, on a constaté que le cholestérol LDL, qui constitue un risque important de maladies cardiovasculaires, augmentait de façon très sensible.

Les accidents vasculaires cérébraux. Dans les familles d'obèses, les paralysies secondaires à une thrombose, à une embolie ou à une hémorragie cérébrale sont plus fréquentes.

Le cancer. Nous connaissons maintenant l'étroite relation qui existe entre l'alimentation et le cancer. L'excès de poids, souvent relié à une alimentation trop riche et trop abondante, favorise l'apparition des maladies cancéreuses. Une étude du National Cancer Institute, portant sur plus d'un million de personnes, a permis de mettre en évidence un taux de mortalité par cancer du côlon, du rectum et de la prostate plus élevé chez les hommes obèses, de même qu'un taux de mortalité par cancer de la vésicule et des voies biliaires, du sein (surtout en période postménopausique), de l'utérus et des ovaires plus élevé chez les femmes obèses.

L'hypothyroïdie. Parmi les maladies endocriniennes, l'hypothyroïdie est connue pour favoriser le gain de poids. Or, il existe effectivement des familles hypothyroïdiennes. Il importe donc que votre médecin s'informe de l'existence éventuelle de cette maladie chez vos parents.

L'asthme et l'allergie. L'asthme, qu'il soit d'origine allergique ou autre, peut se compliquer d'une insuffisance respiratoire chez les gens souffrant d'un excès de poids. Compte tenu des tendances familiales pour l'allergie, votre médecin vérifiera la présence éventuelle de cette maladie au sein de votre famille.

Enfin, votre médecin vous posera plusieurs autres questions sur vos antécédents familiaux dans le but de déceler certaines pathologies présentes chez vos parents et susceptibles d'affecter votre santé ou de constituer une contre-indication au jeûne protéiné.

Les antécédents personnels

Dans cette section très importante du questionnaire, votre médecin s'informera des interventions chirurgicales que vous avez déjà subies et des différentes maladies dont vous avez souffert.

Ainsi, une **jaunisse** qui aurait affecté votre foie et qui se serait compliquée d'une **insuffisance hépatique**, pourrait vous empêcher de suivre un jeûne protéiné. Une **insuffisance rénale** secondaire à une pyélonéphrite, à un diabète ou à une autre maladie, serait une contre-indication à ce type de traitement.

Une **hystérectomie avec une ovariectomie bilatérale** obligeant à une hormonothérapie de substitution, pourrait affecter le rythme de votre perte de poids. Votre médecin pourrait se voir dans l'obligation de vous prescrire une plante diurétique ou un médicament pour éliminer l'œdème.

Votre médecin se renseignera sur les **cures d'amaigrissement** que vous auriez suivies antérieurement, en insistant sur le type et sur l'ordre chronologique de ces cures ainsi que sur le nombre de kilos perdus. Nous savons qu'aux cures répétées correspondent parfois des plateaux et des échecs répétés.

Votre poids et son histoire

Toujours dans le but d'arriver à cerner les raisons et peut-être les causes de votre gain de poids, votre médecin s'attardera aux différentes étapes de votre vie pour trouver celle qui aurait pu présider à l'accumulation de vos kilos superflus.

Vos parents étaient peut-être fiers de montrer leur **bébé jouflu** de 5 kg (11 lb), mais l'enfant que vous étiez et qui, en apparence, semblait montrer une santé à toute épreuve, était peut-être porteur de gènes diabétiques ou d'une propension à grossir. Et votre enfance a peut-être confirmé cette tendance à rester enveloppé. Il ne faut pas oublier que c'est parfois en bas âge qu'une obésité peut s'installer.

L'adolescence est une étape importante dans le vie d'un être humain. Si c'est le moment où les besoins caloriques sont les plus importants, c'est aussi l'âge des grandes remises en question: crise d'identité, éveil sexuel, rejet de l'autorité, prise de conscience de la personnalité.

À l'âge adulte, la femme, à cause de certains changements hormonaux, est particulièrement fragile à l'accumulation des kilos. Qu'il s'agisse d'une grossesse, d'une hystérectomie, d'une hormonothérapie contraceptive ou substitutive, voilà autant de raisons qui peuvent porter à engraisser.

Bien des circonstances au cours de l'âge adulte et de l'âge mûr favorisent le gain de poids: l'arrêt des activités sportives et du tabac, l'activité professionnelle avec l'accession à de nouvelles responsabilités et les déjeuners d'affaires, le stress qui peut amener des troubles de comportement alimentaire, les traumatismes psychologiques ainsi que la dépression et le cortège d'antidépresseurs qui l'accompagnent.

Voilà pourquoi votre médecin vous demandera si un événement ou une situation particulière, au cours de votre vie, vous aurait amenée à grossir.

Les habitudes

Le tabac. Vos habitudes tabagiques préoccuperont votre médecin parce que le tabac nuit à la santé pour de multiples raisons, mais aussi parce qu'arrêter de fumer peut expliquer votre gain de poids. En effet, beaucoup d'ex-fumeuses grossissent de 10 kg (22 lb) en cessant de fumer. Il ne faut pas oublier que la nicotine du tabac est parfois garante de la minceur, puisqu'elle augmente un peu le métabolisme.

Les médicaments. Beaucoup plus de médicaments que vous le pensez font grossir: plusieurs tranquillisants, beaucoup d'antidépresseurs, les antihistaminiques, certaines hormones comme la cortisone.

Les boissons. Votre médecin ne s'arrêtera pas uniquement à la quantité d'eau que vous consommez pendant la journée, mais il vous interrogera sur votre consommation d'alcool, de bière, de vin, de boissons gazeuses sucrées, de thé ou de café sucré.

Les activités physiques. Votre médecin vous demandera également si vous pratiquez des sports et à quelle fréquence vous vous y adonnez. L'absence d'activité physique ou sportive est souvent l'une de plus grandes causes de l'embonpoint et de l'obésité.

L'alimentation

Inutile de dire que vos habitudes alimentaires constituent un élément primordial dans un questionnaire médical, puisqu'elles sont une source inépuisable de renseignements pour votre médecin.

Le contenu de vos trois repas lui permettra de trouver les déséquilibres, les excès, voire les carences dans votre alimentation.

Beaucoup de gens aux prises avec un problème de poids ne consomment aucun aliment au petit déjeuner si ce n'est un café au lait, repoussant ainsi le gros de leur apport énergétique vers la fin de la journée. Bien des sujets maigriraient en mangeant le matin ce qu'ils consomment le soir, car ils utilisent facilement dans la journée ce qu'ils absorbent le matin. Au contraire, un repas important pris le soir vous fera prendre du poids pendant la nuit, puisque votre métabolisme basal fonctionne au ralenti. C'est ici que le dicton «qui dort, dîne» prend toute sa signification.

L'avènement du *fast food* a modifié les habitudes alimentaires du repas du midi en favorisant un bilan calorique positif. Il est facile de comprendre que chez plusieurs personnes ce nouveau comportement alimentaire explique la prise progressive de poids.

Le repas du soir est certes le grand responsable de l'accumulation des kilos pour les raisons que nous évoquions précédemment. C'est pourquoi l'inversion du cycle alimentaire qui consiste à prendre un petit déjeuner substantiel et un repas du soir plus équilibré et moins consistant, est la solution diététique idéale pour ne pas grossir.

Bien des personnes mangent relativement peu aux repas et s'étonnent d'engraisser quand même. Toutefois, elles font mine d'oublier les «petits riens» qu'elles grignotent entre les repas et qui leur font prendre quelques grammes chaque semaine.

Dans votre questionnaire alimentaire, votre médecin s'informera de la fréquence avec laquelle vous consommez certains aliments riches en calories: sauces, pâtes, pain, desserts, chocolat, boissons sucrées ou alcoolisées. Il insistera également sur l'endroit où vous consommez vos aliments. En effet, un repas bien préparé et bien équilibré, mangé lentement, en position assise, dans la cuisine où vous aurez pris soin de mettre votre couvert en enjolivant votre table de fleurs et de couleur, vous procurera non seulement joie et satisfaction, mais aussi un apport calorique beaucoup moins important qu'un sandwich bien garni avec beurre, fromage et jambon gras accompagné d'une boisson sucrée et d'une pâtisserie à la crème, consommé en vitesse sur le bord d'un comptoir ou devant votre téléviseur.

Le sommeil

La qualité du sommeil joue un rôle important dans la perte de poids, puisque l'insomnie ou un sommeil d'une durée trop courte peut perturber l'équilibre physiologique et psychique d'une personne. Pour bien récupérer, nous devrions dormir au moins huit heures par nuit.

La glande thyroïde

Les obésités d'origine endocrinienne comptent pour un faible pourcentage parmi tous les cas vus en consultation. Parmi toutes ces maladies, l'hypothyroïdie est responsable de la grande majorité des obésités glandulaires. Le questionnaire permettra à votre médecin de poser un diagnostic provisoire d'hypothyroïdie. Les symptômes de cette maladie se caractérisent par:

- une sécheresse de la peau;
- une intolérance au froid;
- une voix rauque;
- une torpeur intellectuelle;
- une idéation lente;
- une diminution de la pilosité;
- des ongles cassants;
- une impuissance chez l'homme;
- une frigidité chez la femme;
- des troubles menstruels.

Le système nerveux

Le système nerveux est souvent responsable d'un gain de poids chez des sujets souffrant de maladies nerveuses: état de grand stress, névrose d'angoisse, réaction anxieuse, état dépressif. Votre médecin vous posera une série de questions qui lui permettront de déceler le moindre symptôme pouvant évoquer la présence d'une de ces maladies. Comme nous l'avons vu précédemment, les médicaments prescrits dans ces maladies font souvent grossir.

Le système respiratoire

La capacité respiratoire est rapidement affectée par le surplus de poids; cette atteinte se manifeste par un essoufflement au moindre effort dès la prise des premiers kilos. Chez les grands obèses, cette gêne respiratoire provoquée par l'accumulation d'une trop grande quantité de graisse dans la cage thoracique peut favoriser l'apparition de certaines complications.

Le système cardiovasculaire

Sachant que les maladies cardiovasculaires sont les complications les plus courantes et les plus importantes chez les personnes souffrant d'embonpoint et chez les obèses, votre médecin attachera une importance toute particulière à ce système. Pour déceler les premières manifestations et les premiers symptômes de maladies cardiaques, plusieurs questions vous seront posées. En voici quelques-unes:

- Ressentez-vous une douleur au milieu de la poitrine au moment d'un effort physique?
- Avez-vous des palpitations?
- Êtes-vous facilement essoufflée?
- Combien d'oreillers prenez-vous pour dormir?
- Vos mains et vos pieds sont-ils souvent enflés?
- Avez-vous des crampes aux mollets en marchant ou lorsque vous êtes allongée?

Le système digestif

Avant d'entreprendre un jeûne protéiné, votre médecin doit s'assurer du bon fonctionnement de votre digestion, puisque l'état de votre foie déterminera si vous êtes admissible ou non à ce traitement.

Étant donné les repas plantureux et les mauvaises associations alimentaires que font les obèses, il arrive souvent qu'ils se plaignent de différents troubles digestifs. Voici les questions qui leur sont posées le plus souvent.

Souffrez-vous :

- de brûlures d'estomac ?
- de nausées ?
- de vomissements alimentaires ?
- de vomissements de sang ?
- de flatulences ?
- de constipation ?
- de diarrhée ?

Avez-vous noté :

- la présence de sang dans vos selles ?
- des selles noires ?

Le système génito-urinaire

Pour suivre le jeûne protéiné, il faut avoir de bons reins parce qu'ils servent à éliminer entre autres l'urée et l'acide urique.

Il importe que votre médecin vous pose une série de questions dans le but d'exclure toute atteinte rénale susceptible de nuire au bon fonctionnement de votre régime :

- Urinez-vous souvent et peu à la fois ?
- Votre urine est-elle de coloration anormale ?
- Urinez-vous du sang ?
- Ressentez-vous des brûlures en urinant ?

Le système gynécologique

Ici, le questionnaire revêt une grande importance et doit être précis, complet et élaboré, compte tenu de l'influence des hormones sexuelles de la femme sur le poids.

Arrêt des règles, dérèglement du cycle, grossesse ou hormonothérapie: voilà autant de raisons susceptibles de perturber l'équilibre hormonal et d'influer sur la perte de poids.

- À quel âge avez-vous eu vos premières règles?
- Sont-elles régulières?
- Combien de jours dure votre cycle?
- Quelle est la durée de vos menstruations?
- Avez-vous tendance à enfler anormalement avant les règles?
- Prenez-vous la pilule anticonceptionnelle?
- Combien avez-vous eu d'accouchements?
- Combien avez-vous eu de fausses couches?

Les seins

Comme dans tout questionnaire médical, le sein occupe une place aussi importante que tous les autres organes du corps humain, d'autant plus qu'il est un témoin fidèle des variations hormonales. À certains moments, il réagira par une douleur ou par un écoulement; parfois, par un gonflement ou par l'apparition de petites bosses. Or, le gain de poids, qu'il soit attribuable à un excès alimentaire ou à la prise d'un contraceptif, peut occasionner des changements hormonaux. Il est donc important pour votre médecin de s'attarder tout particulièrement à cette section du questionnaire.

La ménopause

Chaque étape importante de la vie sexuelle est parfois accompagnée d'une tendance particulière à l'embonpoint.

La ménopause ne faisant pas exception, elle est souvent accompagnée d'un gain de poids explicable tant par les variations hormonales qui surviennent que par le style de vie qu'adoptent les femmes et qu'impose la vie sociale.

Avec l'âge, nous remarquons une augmentation progressive de la masse graisseuse par rapport au poids total. Elle est due au remplacement progressif de la masse musculaire par du tissu adipeux. Cependant, on ne doit pas confondre cette augmentation de graisse avec une prise de poids.

Chez certaines femmes, l'hormonothérapie de la ménopause, qui peut occasionner la rétention d'eau et déclencher la faim, provoque un gain de poids allant habituellement de 2 kg (4,4 lb) à 5 kg (11 lb).

Le rôle de votre médecin sera non seulement d'évaluer l'impact de votre traitement hormonal sur votre prise de poids, mais également de vous rassurer sur les modifications morphologiques que votre corps a subies.

Le système locomoteur

L'action de se mouvoir d'un point à un autre exige de nos membres un effort musculaire et de nos articulations, de la souplesse. Il arrive toutefois, chez les gens souffrant d'embonpoint, que ces mouvements soient pénibles et déclenchent des douleurs importantes. La gêne dans les mouvements trahit souvent des modifications sérieuses au niveau des articulations, qui correspondent parfois à des atteintes importantes de la structure osseuse. Par ses questions, votre médecin établira le bilan de santé de votre système osseux et de votre système articulaire.

L'examen physique

Dans toute consultation médicale, le médecin procède à un examen physique qui lui permet, avec le questionnaire, de préciser ses impressions diagnostiques ou de confirmer tout simplement une opinion qu'il s'était forgée à la suite du questionnaire.

Dans bien des spécialités médicales, comme l'ophtalmologie, la gynécologie ou l'urologie, l'examen se concentre sur un organe ou un groupe d'organes. Cependant, quand vient le temps de soumettre quelqu'un au jeûne protéiné, il faut procéder différemment. En effet, avant de vous le prescrire, votre médecin effectuera un examen physique de tous les systèmes et appareils de votre organisme dans le but de déceler toutes les pathologies sous-jacentes que l'on trouve chez les personnes souffrant d'embonpoint ou d'obésité.

Les examens de laboratoire

Les différents paramètres sanguins qu'on mesurera serviront à confirmer un diagnostic provisoire, à découvrir une pathologie insoupçonnée ou à vous annoncer, souhaitons-le, que vous êtes en bonne santé.

Votre médecin ordonnera plusieurs examens de laboratoire dont certains sont indispensables avant de prescrire un jeûne protéiné.

FSC

Par la numération du nombre de globules rouges et blancs, votre médecin pourra déceler certaines pathologies.

Glycémie

Le test de glycémie permet d'écarter ou de révéler un diabète ou d'établir que votre taux de sucre a tendance à se maintenir un peu au-dessus de la normale. Cet examen sera pratiqué à plusieurs reprises pendant le jeûne protéiné.

Créatinine

Pour nous conserver en bonne santé, nos reins doivent éliminer plusieurs substances comme l'urée et l'acide urique à travers nos glomérules. Or, la créatinine est un bon indicateur de la capacité de filtration du rein.

L'insuffisance rénale étant une contre-indication au jeûne protéiné, la connaissance de votre degré de clairance de la créatinine aidera donc votre médecin à exclure cette maladie.

Bilan électrolytique

Ce test est parmi les plus importants sinon le plus important, puisqu'il renseigne votre médecin sur le taux sanguin de différents sels comme le sodium, le chlore et, surtout, le potassium.

Votre médecin attachera une importance toute particulière au potassium. En effet, il est très important de connaître la kaliémie (taux sanguin du potassium) au début d'un jeûne protéiné et parfois en cours du traitement, puisque ce sel joue un rôle prépondérant dans la contraction musculaire et la conduction des impulsions nerveuses, rôle qui prend toute son importance si l'on se rappelle que notre cœur est un muscle.

Chaque jour, notre alimentation nous fournit jusqu'à 100 milliéquivalents de potassium; nos besoins quotidiens sont d'au moins 40 milliéquivalents. Il doit être maintenu dans notre sang entre 3,5 et 5 milliéquivalents pour que nous restions en santé et en forme. C'est pourquoi votre médecin vous prescrira entre 40 et 70 milliéquivalents par jour pour satisfaire les besoins de votre organisme. De toute façon, il est rare, en dehors d'une insuffisance rénale, que ce sel s'accumule dans notre sang.

Bilan lipidique

Étant donné que l'hypercholestérolémie accompagne souvent un gain de poids, votre médecin vous prescrira un bilan lipidique afin d'établir les valeurs exactes de vos différents cholestérols (total, HDL, LDL). De plus, ce test révélera votre indice athérogénique, c'est-à-dire votre risque de voir apparaître un processus d'athérosclérose, à l'origine des maladies cardiovasculaires.

TSH

Il s'agit d'une hormone appelée également thyréostimuline et qui est sécrétée par l'hypophyse, une glande située au centre de notre cerveau. Son rôle est de stimuler la synthèse des hormones thyroïdiennes par la thyroïde.

Même si moins de 1 p. cent des cas d'obésité sont d'origine endocrinienne, il est très important d'effectuer le test de la TSH afin d'écarter une hypothyroïdie. En effet, si cette maladie n'est pas traitée, non seulement l'amaigrissement se fera très difficilement, mais une hypercholestérolémie marquée s'installera aussi avec tous les risques cardiovasculaires que nous connaissons.

Acide urique

Cet acide est un produit de dégradation normalement présent dans le sang et éliminé par les reins. Son augmentation excessive peut provoquer la goutte, des tophi ou des nodules sous-cutanés et même des calculs rénaux. Votre médecin ajoutera ce test à vos examens de laboratoire, puisqu'il n'est pas rare de trouver une hyperuricémie chez les gens qui ont pris du poids.

Pour la sécurité et le bien-être du malade, il est nécessaire, dans le cas d'un traitement prolongé, de pratiquer certains tests à plusieurs reprises, comme la glycémie, la créatinine, le bilan électrolytique et l'acide urique. Il faut évidemment ajouter à ces tests ceux qui révélaient des résultats anormaux au départ.

L'électrocardiogramme

Cet examen est obligatoire à partir de 40 ans pour déceler toute pathologie cardiaque qui constituerait une contre-indication au jeûne protéiné.

LA PHASE ACTIVE

Voici enfin arrivé le grand jour: votre médecin vous a donné le feu vert pour entreprendre votre cure d'amaigrissement!

Le jeûne protéiné, tout en étant une méthode de perte de poids rapide, n'en demeure pas moins sûre, puisqu'elle repose sur des données hautement scientifiques.

Son succès dépend de la fidélité avec laquelle vous suivrez les directives de votre médecin. N'oubliez pas qu'il s'agit d'une **méthode très rapide** mais aussi **très précise**. Tant que vous suivez votre régime, votre poids baisse, votre acétonémie se maintient élevée et votre faim se trouve grandement maîtrisée. Cependant, contrairement aux régimes hypocaloriques, le moindre écart peut perturber les voies métaboliques de votre organisme au niveau du catabolisme (dégradation) de vos graisses et stopper pendant 72 heures la fonte de vos tissus graisseux.

L'absence ou le ralentissement de la perte de poids est habituellement une erreur diététique. Il n'est pas nécessaire de prendre un gros repas pour déséquilibrer un jeûne protéiné. Une petite quantité d'hydrates de carbone, et le tour est joué: une biscotte, un fruit, un verre de vin, des pastilles pour un mal de gorge ou le grignotage d'un aliment non permis. «C'est si peu, me direz-vous, que ça ne peut pas paraître.» Justement, à cause de leur mécanisme très précis, ces régimes ne tolèrent pratiquement aucune déviation et, en particulier, aucun hydrate de carbone. Il faut dire que les hydrates de carbone et l'acétone ne font pas bon ménage.

La phase active du jeûne protéiné correspond à la perte pondérale et à l'atteinte du poids idéal. Cette étape est celle d'un changement profond tant par l'installation progressive mais rapide d'une nouvelle image corporelle et de son acceptation, que par la réaction subite, stimulante, parfois brutale de l'entourage face à ce changement brusque et inattendu.

Cette phase comprend trois éléments:

1. le régime;
2. la dépense énergétique;
3. la motivation.

Le régime

Pendant la phase active de votre jeûne protéiné, vous ne mangerez aucun aliment solide, à l'exception de quelques légumes dont vous trouverez la liste à la page 85.

Votre organisme puisera la majeure partie de son énergie dans vos tissus graisseux excédentaires. Cependant, pour survivre, votre organisme aura besoin de **nutriments essentiels et indispensables** que votre graisse ne pourra lui fournir et qui sont nécessaires à son intégrité.

Les protéines

Nous l'avons vu précédemment, les protéines sont essentielles pour protéger votre masse musculaire, puisqu'elles sont le constituant obligatoire de la matière vivante.

Pour que ces protéines soient efficaces et sûres, elles doivent être d'une **haute valeur biologique** et contenir 21 acides aminés, dont 8 sont essentiels, c'est-à-dire que votre organisme ne peut fabriquer et qu'il doit aller chercher dans les aliments. Pour être utilisés en toute sécurité dans le jeûne protéiné, les huit acides aminés essentiels doivent correspondre aux exigences établies par l'Organisation mondiale de la santé (OMS). Certaines entreprises qui distribuent des protéines pour le jeûne protéiné se fient uniquement à l'indice chimique pour fixer le dosage des acides aminés essentiels dans leurs produits. Sans être tout à fait dépassée, cette norme n'est absolument pas suffisante. D'ailleurs, dans les *Cahiers de nutrition et de diététique* de la Société de nutrition et de diététique de langue française, le docteur Dillon a indiqué qu'il fallait réviser cette norme et tenir compte des exigences beaucoup plus actuelles et précises formulées par l'OMS.

Leur assimilation

Quelles conditions doit-on réunir pour que les protéines soient facilement assimilées?

Pour être efficaces, bien tolérées et rapidement absorbées, les protéines utilisées dans le jeûne protéiné doivent être d'une grande digestibilité. Par conséquent, elles doivent être exemptes de tout gras et de tout sucre bien qu'au moment d'ajouter les saveurs, les fabricants soient obligés d'utiliser des produits contenant de faibles quantités de gras et de sucre. Cela ne diminue en rien l'efficacité de votre régime; le professeur Blackburn a en effet démontré que vous pouviez ingérer jusqu'à 50 g d'hydrates de carbone par jour sans affecter les voies métaboliques de votre organisme et sans perturber le rythme de votre perte de poids.

Les deux principales sources de protéines utilisées dans le jeûne protéiné sont d'origine lactée et végétale, et sont obtenues par des moyens simples et naturels. Bien qu'elles soient de moins bonne qualité, nous pouvons utiliser des protéines d'origine animale car lorsqu'elles sont consommées avec des protéines d'une haute valeur biologique, elles donnent un mélange correspondant toujours aux normes de l'OMS.

Leur origine

1.   Les protéines lactées

Les protéines lactées sont obtenues par ultrafiltration, procédé qui permet de conserver plusieurs qualités du lait dont:

- la saveur;
- la fraîcheur;
- la valeur nutritive.

Cette transformation se fait sans procédé chimique et sans chauffage, ce qui favorise la conservation des valeurs essentielles des protéines tout en éliminant le gras et le sucre (lactose). Le résidu est alors constitué de la protéine et d'une quantité de sels minéraux: calcium, cuivre, fer, iode, magnésium, phosphore, potassium, sodium, zinc et, à l'état de trace, le cobalt, le chrome, le manganèse et certaines vitamines. Le P.E.R. (*protein efficency rating*) de ces protéines, c'est-à-dire leur taux d'efficacité à construire et à réparer les tissus humains, est excellent.

Le lait, grâce à l'ultrafiltration, débarrassé de son gras et de son sucre, devient une protéine plus digestible, puisque plusieurs phases de la digestion sont ainsi éliminées. Il devient donc beaucoup plus facilement et rapidement assimilable.

2.   Les protéines végétales

Elles sont tirées de la pousse de soja qui, une fois soumise à un traitement spécial, donne naissance à une protéine plus assimilable et plus digestible. Ce mécanisme comprend huit étapes:

- l'élimination de la membrane protectrice;
- le broyage du résidu de la fève;
- la dissolution du résidu de la fève;

- l'extraction de l'huile de soja;
- l'extraction des fibres de la fève;
- la précipitation des protéines;
- l'isolation des protéines;
- le séchage des protéines.

3. Les protéines animales

Les protéines animales sont obtenues par l'hydrolyse du collagène animal. Ce processus est ensuite suivi d'une extraction des composés organoleptiques désagréables, ce qui élimine tout arrière-goût lié et inhérent au collagène. Par ce procédé, le collagène devient une protéine bio-disponible, c'est-à-dire plus accessible et plus assimilable.

Les besoins

Dans un jeûne protéiné et selon les exigences établies par le protocole de Blackburn, votre médecin vous donnera 1,2 g de protéines par kilogramme de poids idéal par 24 heures si vous êtes une femme, et 1,5 g si vous êtes un homme. Ce poids idéal est établi de façon générale selon l'IMC (indice de la masse corporelle).

Les protéines utilisées dans le jeûne protéiné se présentent en sachets contenant 15 g de protéines pures. Elles existent sous forme de potages, d'entremets, de jus, de gâteaux et de boissons au goût de cacao.

Voici les portions que vous devrez prendre quotidiennement selon votre poids idéal.

FEMMES

Taille (en m)	Poids idéal (en kg)	Portions
1,45 (4 pi 9 po)	52,2 (115 lb)	4
1,47 (4 pi 10 po)	53,1 (117 lb)	4
1,50 (4 pi 11 po)	54,0 (119 lb)	4
1,52 (5 pi)	55,3 (122 lb)	5
1,55 (5 pi 1 po)	56,7 (125 lb)	5
1,57 (5 pi 2 po)	58,1 (128 lb)	5
1,60 (5 pi 3 po)	59,4 (131 lb)	5
1,63 (5 pi 4 po)	60,8 (134 lb)	5
1,65 (5 pi 5 po)	62,1 (137 lb)	5
1,68 (5 pi 6 po)	63,5 (140 lb)	5
1,70 (5 pi 7 po)	64,7 (142 lb)	5
1,73 (5 pi 8 po)	66,2 (146 lb)	5
1,75 (5 pi 9 po)	67,6 (149 lb)	5
1,78 (5 pi 10 po)	68,9 (152 lb)	5
1,80 (5 pi 11 po)	70,3 (155 lb)	6
1,83 (6 pi)	73,1 (161 lb)	6

Le poids idéal établi dans ce tableau correspond au poids d'une personne dont l'ossature est moyenne.

Pour les personnes ayant de gros os, le poids idéal est supérieur de 3 kg (6,6 lb) à 6 kg (13 lb) et inversement pour celles ayant de petits os.

La taille est mesurée sans chaussures, en centimètres. Le poids est pris avec des vêtements pesant 1,5 kg (3 lb).

Ce tableau vient de la Metropolitan Life Insurance.

HOMMES

Taille (en m)	Poids idéal (en kg)	Portions
1,55 (5 pi 1 po)	61,7 (136 lb)	6
1,57 (5 pi 2 po)	62,6 (138 lb)	6
1,60 (5 pi 3 po)	63,5 (140 lb)	6
1,63 (5 pi 4 po)	64,4 (142 lb)	6
1,65 (5 pi 5 po)	65,8 (145 lb)	6
1,68 (5 pi 6 po)	67,1 (148 lb)	6
1,70 (5 pi 7 po)	68,5 (151 lb)	6
1,73 (5 pi 8 po)	69,9 (154 lb)	7
1,75 (5 pi 9 po)	71,2 (157 lb)	7
1,78 (5 pi 10 po)	72,6 (160 lb)	7
1,80 (5 pi 11 po)	73,9 (163 lb)	7
1,83 (6 pi)	75,8 (167 lb)	7
1,85 (6 pi 1 po)	77,6 (171 lb)	7
1,88 (6 pi 2 po)	78,9 (174 lb)	8
1,91 (6 pi 3 po)	81,2 (179 lb)	8

Le poids idéal établi dans ce tableau correspond au poids d'une personne dont l'ossature est moyenne.

Pour les personnes ayant de gros os, le poids idéal est supérieur de 3 kg (6,6 lb) à 6 kg (13 lb) et inversement pour celles ayant de petits os.

La taille est mesurée sans chaussures, en centimètres. Le poids est pris avec des vêtements pesant 2,5 kg (5 lb).

Ce tableau vient de la Metropolitan Life Insurance.

Les acides gras essentiels

Il existe trois acides gras essentiels: l'acide linoléique, l'acide linolénique et l'acide arachidonique.

Comme pour les acides aminés essentiels, l'organisme ne peut les synthétiser et doit les obtenir à partir des aliments. Cependant, dans le jeûne protéiné, il n'est pas nécessaire d'ingérer des acides gras essentiels. En effet, dans son ouvrage intitulé *Management of Obesity by Severe Caloric Restriction*, le professeur Blackburn nous apprend que les docteurs Ditschuneit et Wechsler ont démontré que l'organisme, en brûlant ses graisses de réserve au cours d'un jeûne protéiné, récupérait ces acides gras essentiels et pouvait donc s'en passer pendant une cure d'obésité, même prolongée. Des mesures fréquentes de l'acide linoléique dans les tissus gras n'ont montré aucune diminution dans la composition des acides gras. Cependant, on peut ajouter une ou deux cuillerées à thé d'huile végétale à la diète.

Les vitamines et les sels minéraux

En l'absence de tout aliment, il est important et essentiel de fournir à l'organisme ces deux groupes de nutriments. Voici la formule que nous utilisons et qui satisfait les besoins quotidiens.

Vitamine A	5 000	U.I.
Vitamine B_1	2,25	mg
Vitamine B_2	2,6	mg
Vitamine B_5	10	mg
Vitamine B_6	3	mg
Vitamine B_8	45	mcg
Vitamine B_{12}	9	mcg
Vitamine C	90	mg
Vitamine D	400	U.I.
Vitamine E	30	U.I.
Vitamine PP	20	mg
Acide folique	400	mcg
Calcium	162	mg
Cuivre	3	mg
Fer	27	mg
Iode	0,150	mg
Magnésium	100	mg
Manganèse	7,5	mg
Phosphore	125	mg
Potassium	7,5	mg
Zinc	1,12	mg

Le potassium

Ce sel est particulièrement important dans l'organisme, puisqu'il joue un rôle dans la contraction musculaire et la conduction des impulsions nerveuses, ainsi que sur le muscle cardiaque, notamment sur l'excitabilité des fibres de cet organe et sur la conduction des influx nerveux qui assurent les contractions cardiaques.

On doit fournir au moins 40 mEq (5 g) par jour de potassium, en n'oubliant pas que 20 p. cent des patients ont besoin de 55 à 70 mEq (6,5 g à 8,2 g).

Une carence en potassium se manifeste toujours par une faiblesse musculaire qui survient au niveau des membres inférieurs en montant un escalier ou par des douleurs dorsales. Si vous ressentez ces symptômes, il ne faut pas hésiter à augmenter jusqu'à 70 mEq (8,2 g) la prise de potassium par jour.

Le calcium

Le calcium est un élément essentiel dans la constitution des os et des dents qui contiennent 99 p. cent du calcium total.

Au cours d'un jeûne protéiné, selon le docteur Cahill, il est nécessaire et indispensable de fournir quotidiennement 1 g de calcium pour compenser le catabolisme osseux. Une consommation insuffisante de calcium provoque la décalcification osseuse et affecte rapidement les phanères. Cette carence se manifeste par des ongles cassants et, surtout, par une perte de cheveux parfois importante et prolongée.

Le sodium

Le « sel » joue un rôle capital dans la régulation du volume du liquide extracellulaire, notamment du plasma sanguin; indirectement, il joue aussi un rôle dans la régulation du liquide intracellulaire.

Au cours d'un jeûne protéiné, votre médecin vous demandera de prendre au moins 3 g de sodium quotidiennement afin de fournir à votre organisme la quantité de sodium nécessaire à ses besoins vitaux et de prévenir l'hypotension (la chute de la tension artérielle). La plupart des gens se sentent très bien avec cette posologie, puisque l'organisme possède une capacité remarquable d'adaptation à la privation de sodium grâce à une réponse hormonale ayant le pouvoir de le retenir. Toutefois, dans certains cas, votre médecin vous demandera d'aller jusqu'à 6 g afin d'éviter l'hypotension.

Le sodium peut se prendre sous forme de comprimés de 500 mg, à raison de deux comprimés trois fois par jour. Vous pouvez trouver une source intéressante de sodium dans certaines eaux minérales comme Montclair, Vichy Célestins et le club soda.

L'eau

L'eau est indispensable au cours de votre jeûne protéiné pour plusieurs raisons:

- Elle élimine les déchets toxiques résultant de la combustion des graisses;
- Elle empêche la constipation et les fécalomes;
- Elle hydrate tous les tissus, y compris les muscles dont elle conserve le tonus et la peau dont elle garde l'élasticité;
- Elle permet d'éviter la précipitation de calculs dans les reins.

Au cours d'un jeûne protéiné, vous devez donc boire deux litres d'eau par jour. Toutefois, il est à noter que certaines femmes souffrant d'une tension prémenstruelle très marquée ont intérêt à couper l'eau de moitié dans les quatre ou cinq jours qui précèdent leurs règles.

Ces deux litres peuvent comprendre certaines boissons:

- Le thé et le café noirs. Le café a l'avantage d'être un apport intéressant en potassium;

- Les eaux minérales gazéifiées mais non salées comme Perrier;

- Les infusions: menthe, tilleul, verveine, camomille, oranger. Il ne faut cependant pas abuser des tisanes diurétiques et laxatives.

Les fibres

Les fibres alimentaires sont nécessaires à la régulation de la vitesse du transit intestinal; elles sont donc utiles contre la constipation.

Dans un jeûne protéiné, les fibres sont indispensables à l'intégrité de la muqueuse de l'intestin. Leur absence favoriserait l'atrophie (diminution du volume) des cellules de cette couche interne de l'intestin et diminuerait dangereusement l'absorption des nutriments essentiels ingérés quotidiennement.

Votre médecin vous demandera donc de consommer tous les jours des fibres alimentaires que vous trouverez soit dans des comprimés à base de son ou d'agrumes, soit dans des légumes hypocaloriques qui n'affecteront pas votre acétonémie et que vous pourrez consommer à volonté: branche de céleri, radis, concombre, salade, épinard, endive, fenouil, asperge, chou-fleur, champignon, courgette et poivron vert. Outre un apport de très bonne qualité en fibres à votre organisme, ces légumes:

- maintiennent le fonctionnement du tube digestif:

- évitent la constipation et la formation des fécalomes;

- sont riches en potassium;

- permettent d'éviter, pour certains patients, la frustration du jeûne.

La dépense énergétique

Une étude réalisée à l'Université Baylor, aux Etats-Unis, a montré que les personnes qui suivaient un régime sans exercices et celles qui combinaient régime et exercices ne se distinguaient aucunement au niveau du rythme de la perte de poids: elles maigrissaient tout aussi rapidement les unes que les autres. Deux ans plus tard toutefois, celles qui ne faisaient pas d'exercice avaient repris leur poids et parfois plus. En revanche, les personnes qui faisaient de l'exercice sans suivre de régime perdaient peut-être plus lentement, mais deux ans plus tard, elles avaient conservé leur poids et continuaient à maigrir. Non pas que le régime ne soit pas important, explique le professeur John Foreyt, l'auteur de cette étude, mais il apporte une pression psychologique trop forte sur les gens. En bout de ligne, ou sous l'effet d'un stress important, les malades abandonnent leur régime et reviennent à leurs anciennes habitudes alimentaires.

Ce qui est étonnant, chez les gens qui avaient adopté pour toujours une activité physique, c'est qu'après un certain temps, plusieurs d'entre eux avaient spontanément changé leur façon de s'alimenter. Ils commençaient à manger des aliments plus sains, moins gras et consommaient davantage de fruits et de légumes.

L'importance de l'exercice

À la suite de plusieurs études réalisées aux États-Unis depuis les dernières années, il existe aujourd'hui dans le monde médical et scientifique un consensus sur **l'indispensable intégration de l'activité physique dans un programme de perte pondérale et de maintien**.

Vous vous posez peut-être cette question: «Dans la phase active du jeûne protéiné, puis-je faire de l'exercice?» Sans aucun doute. Rappelez-vous ce que nous disions précédemment dans la rubrique portant sur la physiologie du jeûne protéiné: ce n'est pas parce que vous n'ingérez aucun aliment que votre organisme ne conserve pas sa force physique. En effet, celle-ci est conditionnée par l'apport adéquat de protéines pour subvenir aux besoins de votre masse musculaire. Dès que votre corps reçoit entre 1,2 g et 1,5 g de protéines d'une haute valeur biologique par kilo et quotidiennement, votre résistance physique se trouve conservée et vous permet même de pratiquer des sports.

Mais existe-t-il des restrictions dans la phase active? Théoriquement aucune, sauf si votre état de santé vous impose certaines limites. C'est pourquoi, avant de commencer une activité physique, vous devez en parler à votre médecin. Les seuls inconvénients qui pourraient se manifester au cours d'une activité physique – manque d'énergie, faiblesse musculaire, crampes – ne proviendraient pas de votre régime, mais d'une carence en sels minéraux attribuable à des oublis de votre part ou à une suppléance inadéquate.

Le choix des exercices

Dans son livre intitulé *Les pièges de l'obésité*, le professeur André Nadeau, de l'Université Laval, nous rappelle que la dépense énergétique liée à l'exercice dépend essentiellement du type et de la durée de l'exercice pratiqué ainsi que du poids de l'individu. Évidemment, souligne-t-il, les activités plus violentes telles que le jogging, le tennis ou le ski de fond favorisent une dépense énergétique par minute plus grande que la marche. Cependant, en augmentant la durée, un exercice plus léger peut être tout aussi efficace sur le plan de la dépense énergétique. Ainsi, un simple programme de marche peut contribuer à la réduction de votre masse graisseuse et de votre poids. On a démontré qu'un programme soutenu d'exercices légers joue un rôle adjuvant sur le contrôle de l'appétit et n'entraîne que peu d'augmentation de la masse maigre.

Le professeur Nadeau nous apprend que même si l'effet de groupe peut parfois exercer une influence favorable chez les personnes aux prises avec un surplus de poids, l'expérience démontre que, pour diverses raisons, l'obèse abandonne assez rapidement ce type de programme. La meilleure approche consiste à apprendre aux gens à modifier de façon permanente certaines habitudes de la vie de tous les jours. Les deux moyens les plus efficaces sont l'intensification de la marche en tant qu'activité et l'utilisation des escaliers. Comme le démontre le tableau qui suit, la dépense énergétique associée à la montée des escaliers est supérieure à celle d'exercices aussi intenses que la course à pied ou la natation.

Pour persévérer dans un programme d'exercices, il importe que vous puissiez prendre conscience de vos performances. Deux moyens simples vous permettront de renforcer votre motivation à persévérer dans votre programme d'exercices:

- la tenue d'un journal consignant les diverses activités physiques auxquelles vous vous livrez;
- la mesure de certains paramètres physiologiques simples: la fréquence cardiaque au repos, la tension artérielle et la tolérance à l'exercice.

Calories dépensées par période de dix minutes*

Activités	Poids corporel (em kg)		
	57 (125 lb)	80 (176 lb)	114 (250 lb)
Sommeil	10	14	20
Conversation (assis)	15	21	30
Travaux domestiques	34	47	68
Marche (3 km/h)	29	40	58
Marche (7 km/h)	52	72	102
Montée d'escaliers	146	202	288
Course (11 km/h)	118	164	232
Vélo (21 km/h)	89	124	178
Racquetball/squash	75	104	144
Ski de fond	98	138	194
Ski alpin	80	112	160
Natation (20 m à la minute)	40	56	80
Tennis	56	80	115

* Adapté de Brownell et Stunkard.

Les incroyables vertus de la marche

Peu importe le genre d'activité physique que vous choisirez, l'important, c'est de faire ce que vous aimez et ce qui vous plaît le plus.

Cependant, si vous optez pour la marche et que vous l'associez au jeûne protéiné, vous ne trouverez jamais meilleure façon de maigrir.

Au début d'un régime, trop de gens adoptent une attitude du tout ou rien et se jettent les yeux fermés et à corps perdu dans des activités irréalistes et irréalisables à long terme, comme le jogging intensif quotidien ou des classes de conditionnement physique trois fois par semaine. Rapidement, ces gens se rendent compte de leur erreur et abandonnent ces activités physiques.

En revanche, bonne nouvelle du côté de la marche! En effet, des recherches menées au Cooper Aerobics Center de Dallas ont démontré que, comparativement à d'autres groupes, les femmes qui marchaient le plus lentement, mais durant une période plus prolongée, perdaient davantage de graisse. Le docteur John Duncan, directeur de cette recherche, nous apprend qu'après 20 minutes de marche, notre organisme s'attaque à notre réserve graisseuse.

Ce qui compte dans votre démarche et ce qui est garant de votre réussite, c'est beaucoup plus la **constance** dans vos activités physiques que leur intensité.

Prenez plaisir à la marche

Donc, si vous avez choisi la marche, elle doit être avant tout agréable et provoquer une sensation de plaisir, de joie, voire une jouissance. Faites-la en solitaire si vous le désirez et savourez cette satisfaction profonde qui vous envahit. Si le cœur vous en dit, faites la promenade avec quelqu'un et partagez votre délectation et votre passion.

Au cours de votre trajet, ayez les yeux d'un observateur ou d'un photographe: ciblez un paysage particulier, encadrez un tableau de verdure ou découvrez un sentier pittoresque. Le temps filera rapidement et, surtout, agréablement. Ainsi, vous ferez une marche active et enrichissante.

Choisissez votre parcours en fonction des spectacles uniques qu'il vous offre. Variez-le si vous en avez le goût ou refaites le même en dépassant le point de retour.

Choisissez le rythme qui vous convient et non pas celui que vous pensez être le plus efficace pour brûler vos calories.

Saviez-vous qu'après avoir terminé votre marche, vous continuez à brûler des calories à un rythme intéressant pour un certain temps?

Et, surtout, ne remettez pas à plus tard votre décision de marcher; autrement, vous vous éloigneriez de la réussite. Rapprochez-vous plutôt du succès en vous imposant une discipline qui deviendra bientôt une source de joie quotidienne.

L'effet bénéfique de la marche sur le stress

Le siècle qui se termine aura été le témoin de grandes découvertes qui ont élargi les connaissances de l'être humain, mais combien stressante a été la course qui a conduit à ces réussites! Nous avons été dépassés et surpassés par notre rythme de vie effréné, de sorte que notre capacité d'adaptation a rapidement atteint ses limites en engendrant des réactions d'anxiété, d'angoisse et de stress.

Beaucoup de gens engraissent tout simplement parce qu'ils utilisent la nourriture pour chasser le stress et la tension. D'ailleurs, plusieurs d'entre eux avouent à leur médecin qu'ils se sentent calmes et détendus dès qu'ils mangent un aliment. Ils oublient que celui-ci, la plupart du temps très calorique, se dirige très rapidement vers leurs hanches, tandis qu'une marche même nonchalante pourrait soulager de la tension du moment. Des chercheurs de l'Université du Massachusetts ont constaté que la marche réduisait l'anxiété et que son effet calmant persistait deux heures après la fin d'une promenade.

Et si la marche vous permettait de manger davantage sans engraisser?

Ne cherchez pas d'excuses en vous disant que l'exercice stimule la faim, puisque des recherches sérieuses ont montré qu'il n'en était rien.

Une marche faite d'un pas alerte avant un repas est utile à trois points de vue:

1. Elle augmente légèrement votre métabolisme, contribuant ainsi à brûler les calories;

2. Elle utilise le glycogène emmagasiné au niveau du foie et des muscles, permettant aux hydrates de carbone de se stocker sous forme de glycogène plutôt que de se transformer en graisse;

3. Elle aide à diminuer la faim. Contrairement à ce que vous pensez, l'activité physique n'ouvre pas l'appétit. Plusieurs études menées dans le monde entier montrent que les personnes sédentaires mangent davantage que celles ayant une activité légère.

Évitez de faire une marche trop intense après les repas, puisqu'elle provoquerait des crampes stomacales. Toutefois, une marche lente et paisible peut aider à la digestion et favoriser la combustion des quelques calories que vous auriez consommées en trop. Plus vous ferez de l'activité physique, plus vos muscles deviendront entraînés et plus ils utiliseront le sucre apporté par votre alimentation comme source d'énergie. Ainsi, ce glucose ne se dirigera pas vers votre tissu adipeux pour y être stocké.

Il y a trois choses importantes à connaître:

1. Une fois que vous aurez atteint votre poids idéal, vous pourrez manger plus qu'une personne qui ne marche pas tout en restant mince;

2. Si vous faites 45 minutes de marche quatre fois par semaine, vous pouvez perdre au moins 9 kg (19,8 lb) par année;

3. Si vous éliminez le gras de votre alimentation et que vous mangez plus de légumes et de fruits, vous perdrez vos kilos encore plus rapidement.

Maintenant, à vos marques!

Vous êtes bien décidée, vous avez bien réfléchi et, surtout, vous êtes bien motivée? Eh bien, partons maintenant! Mais auparavant, voici les conditions à réunir pour bien réussir votre programme de marche:

1. Même si vous êtes tout feu tout flamme, le mot à retenir en commençant est l e n t e m e n t. N'éprouvez aucune culpabilité et allez-y mollement;

2. Choisissez un rythme agréable, puisqu'il est important que vous ne vous sentiez jamais fatiguée ni essoufflée après votre marche;

3. Si vous n'avez jamais fait d'exercice régulièrement, marchez 5 minutes au début en augmentant progressivement jusqu'à 30 minutes, trois fois par semaine;

4. Au début, n'allez pas trop loin pour éviter que votre retour soit pénible;

5. Fixez-vous un objectif et soyez ferme. Vous ne devez tolérer aucune déviation;

6. Pour que votre programme d'exercices soit efficace, vous devez marcher au moins trois fois par semaine, pendant au moins 45 minutes et idéalement pendant une heure;

7. La marche la plus efficace pour brûler les calories est celle qui dure le plus longtemps et non pas celle qui est la plus rapide et d'une durée plus brève;

8. Si vous aimez la marche rapide, allez-y. Vous pouvez aussi alterner une journée de marche lente et une journée de marche rapide;

9. Avant d'entreprendre un programme d'exercices, consultez votre médecin, surtout si vous avez plus de 40 ans, que vous êtes obèse ou que vous avez des problèmes de santé.

La marche est sûrement l'activité physique la plus simple, la plus facile et la plus économique pour quelqu'un qui entreprend une cure d'amaigrissement par le jeûne protéiné.

Toutefois, rien ne vous interdit, si votre santé vous le permet, d'ajouter d'autres sports à votre programme d'exercices. Votre médecin pourra également vous autoriser le vélo, la natation, les randonnées en montagne, le ski et bien d'autres sports.

La motivation

Vous vous êtes livrée, sans aucun doute, à une longue réflexion avant de définir les raisons qui vous poussent à maigrir. En effet, la motivation n'est pas un présent qui tombe du ciel; elle est le fruit de vos réflexions, de vos aspirations, de vos désirs et de votre soif du bonheur. Votre motivation, vous l'avez créée de toutes pièces et vous l'avez bâtie vous-même à partir de vos propres efforts au fil du temps. Vous y tenez comme à la prunelle de vos yeux et vous ne voulez surtout pas vous en départir.

Eh bien, vous avez raison! Attachez-vous à elle comme à une bouée de sauvetage puisque plus que toute autre chose, elle vous servira de pilier et vous mènera à votre objectif.

La force de la motivation

La motivation est un instrument extrêmement puissant qui permet de grandes réussites à toute personne qui désire l'utiliser et qui sait s'en servir.

La motivation est le **désir d'atteindre un objectif** que vous vous êtes fixé. C'est également le motif qui vous fait faire un geste et entreprendre une démarche. La **décision de maigrir** mérite donc toute votre attention et tout votre respect, puisqu'elle va changer toute **votre vie**.

D'ailleurs, sans **motivation**, point de salut.

Dans la vie, ne l'oubliez pas, on n'a rien pour rien. Pour gagner, nul ne l'ignore, il faut se battre. Et pour être gagnant, il faut le vouloir.

Raison de plus pour s'accrocher à la **motivation**.

La raison d'être de la motivation

Pour bien réussir dans votre démarche, il importe au début de votre cure d'amaigrissement que vous déterminiez vos espoirs et que vous établissiez les raisons de votre décision.

Posez-vous la question suivante et tentez d'y répondre:

Pourquoi suis-je motivée?
- Parce que je veux conserver ou recouvrer **ma santé**.
- Parce que je veux me sentir **bien dans ma peau**.
- Parce que je veux avoir ou retrouver la **confiance en moi**.

- Parce que je veux retrouver **mon énergie et ma résistance**.
- Parce que je veux être plus **attrayante**.
- Parce que je veux vivre pleinement **ma sexualité**.
- Parce que je veux me sentir **plus jeune**.
- Parce que je veux améliorer ma **condition physique**.
- Parce que je veux **me sentir plus à l'aise** avec les autres.
- Parce que je veux **m'acheter des vêtements** à la mode.
- Parce que je veux **décrocher le bonheur**.
- Parce que je veux **vivre ma vie**.
- Parce que je veux **renaître à la vie**.

Si tel est votre cas, voilà autant de raisons pour vous bâtir une forte motivation. C'est pourquoi nous vous conseillons d'afficher ces **raisons de maigrir** à un endroit où vous pourrez les consulter tous les jours.

La motivation, ça se cultive!

Tout d'abord, il faut établir que vous devez maigrir avant tout pour conserver votre santé, puis pour vous sentir bien dans votre peau. Ensuite, sachez que la motivation, c'est comme l'amour: si vous ne l'entretenez pas, elle se détériore. En revanche, si elle s'affaiblit, revenez à la case départ et repassez une à une les raisons qui vous ont incitée à maigrir; si, en cours de route, vos grandes motivations initiales – santé et bien-être – ne suffisent plus à vous aider à perdre du poids, arrêtez-vous quelques instants et essayez de trouver quelques éléments de motivation que vous pourriez greffer sur elles et qui aideront à redémarrer.

- Songez à la nouvelle saison qui approche et aux vêtements que vous aimeriez porter.
- Voyez-vous sur la plage avec un maillot qui vous sied bien.

- Achetez un vêtement d'une taille plus petite que celle que vous portez; cela vous stimulera.

- Pensez à la réception qui s'en vient et à la taille que vous voudriez avoir et qui suscitera l'admiration de votre entourage.

- Rappelez-vous comment vous étiez essoufflé en montant un escalier lorsque vous pesiez 10 kg (22 lb) de plus.

- Appréciez le bien-être que vous ressentez depuis que vous êtes plus mince.

Les bienfaits de l'affirmation de soi

Maintenant que vos raisons de maigrir sont bien établies, il vous reste à affirmer votre désir de maigrir.

La technique de l'affirmation de soi est un moyen sûr, efficace et indispensable au renforcement et à la conservation de **votre motivation.**

Vous devez vous parler à vous-même, vous convaincre et vous persuader qu'il n'y a qu'une personne importante sur terre, **vous-même**, qu'elle a tous les droits, même et surtout le droit à la minceur, et que personne ne peut s'opposer à votre décision.

Nous vous proposons quatre exercices d'affirmation de soi que vous pourrez modifier en tenant compte de vos goûts, de vos besoins et de vos aspirations. Nous vous conseillons fortement de les lire tous les jours. Cette gymnastique de l'esprit s'avère aussi importante que vos activités physiques quotidiennes.

1. J'ai le droit d'être mince

J'ai une **vie** à vivre et il n'appartient qu'à **moi** de la vivre comme bon me semble.

Je suis tout à fait libre et je n'ai pas à justifier **mes décisions**. J'ai donc décidé de ne plus être **esclave** des aliments.

Jusqu'à maintenant, j'étais possédée par les aliments à un point tel que je ne pouvais faire un geste, ressentir une peine, éprouver une émotion ou même connaître une joie sans ouvrir la porte du réfrigérateur ou celle du garde-manger pour m'empiffrer et dévorer des calories vides: chocolat, bonbons, noix, croustilles, biscuits, gâteaux, tartines.

Je ne pouvais regarder une émission à la télévision sans me lever et aller me chercher une boisson gazeuse sucrée ou une bière.

Maintenant, j'ai décidé **de plein droit** que j'étais **libre**.

Non, la vie est trop courte pour que je sois prise en otage et complètement esclave des aliments.

On **ne me conduira pas** comme un enfant.

J'ai une vie à vivre et personne, surtout pas un aliment, ne me dictera **ce que j'ai à faire**.

Il ne faut pas oublier que **je suis maintenant libre**.

Je suis **fière de moi** et j'ai le **droit** de me refaire **une nouvelle vie**.

À l'avenir et pour toujours, je serai **mince** parce que **je le veux** et que **je le désire**.

Personne ne m'en empêchera.

2. *J'ai le goût d'être mince*

Je serai mince, puisque **je le désire** et que j'en ai **le droit**.

Il y a 10 ans que j'y pense? C'est définitif! **ma décision** est prise.

J'ai décidé d'être **belle** pour moi.

J'ai décidé d'être **heureuse** pour moi.

97

Je vois tant de femmes minces et attrayantes.

Pourquoi ne le serais-je pas, puisque je le mérite!

Je désire être **en santé**.

J'ai le **goût d'être mince** parce que j'y ai réfléchi depuis longtemps.

J'ai compris que je ne serai heureuse que lorsque je **m'aimerai**.

Or, **j'ai décidé** d'être mince pour m'aimer.

Il n'y a donc **rien** pour m'empêcher de le devenir.

En somme, **ma motivation** est simple: j'ai **soif de bonheur** et **je désire** renaître à la vie.

Maintenant, je pense à **moi** et uniquement à **moi**.

3. *Je veux être mince*

Oui, **je veux** être mince, mais je n'ai plus de volonté.

J'ai de la volonté pour tout, sauf pour maigrir.

Je prends souvent la résolution de maigrir, mais la tentation vient à bout de mes meilleures intentions.

J'ai une peine, j'ai une joie; **Pour calmer mes émotions, je mange sans arrêt**.

Je mange tout le temps, comme quelqu'un qui a été privé de nourriture depuis plusieurs jours.

Ma volonté m'ayant trop souvent déçue, j'ai donc décidé que je la laisserai tomber dès maintenant et qu'à sa place, je me cramponnerai à quelque chose de solide, **ma motivation**, c'est-à-dire mon désir d'être en santé et de me sentir bien dans ma peau.

Maintenant, je ne m'attacherai qu'aux raisons qui m'ont amenée à maigrir.

J'ai suffisamment joué le jeu de l'autruche en étouffant mes émotions par la nourriture.

Je l'ai dit déjà: «**je ne serai plus esclave des aliments.**»

Je veux **ma liberté.**

À partir d'aujourd'hui, je pense à **moi.**

Dorénavant, je prendrai les problèmes un à un, **sans me stresser. Dans le calme,** j'essaierai de leur trouver deux ou trois solutions et avec le temps, **je les réglerai.**

C'est définitif: maintenant, je mange le **goût de vivre** dans la **minceur** et dans le **bonheur.**

4. *Oui, je serai mince*

Oui, **je le serai,** puisque j'ai le goût de **me faire plaisir.**

C'est peut-être au départ une aventure qui me fait peur et que j'appréhende parce que je la trouve trop dure pour moi, mais je suis sûre que **je serai mince** parce que **j'ai confiance en moi** et que je me répète souvent, tous les jours, toutes les heures et toutes les minutes: **j'en suis capable.**

Maintenant que je suis fermement décidée, il m'est facile d'accepter une discipline alimentaire.

En somme, il faut bien se le dire: **on n'a rien pour rien.**

Si je veux être en santé, si je veux me sentir bien dans ma peau et si je veux être heureuse, **il faut que je le désire.**

Maigrir, c'est peut-être difficile, mais ce n'est pas impossible.

C'est même plus que possible, puisque **c'est moi qui le veux.**

Maintenant, c'est assuré, c'est certain, **je serai mince.**

99

Les instruments de la motivation

Il faut certes créer et établir une motivation suffisamment solide pour réussir une aventure aussi périlleuse qu'une cure d'amaigrissement, mais il faut surtout la protéger et l'encadrer afin d'éviter qu'elle flanche à la première tentation et à la première sollicitation. C'est pourquoi il faut l'entourer de précautions, de conseils et de trucs pour qu'elle vous accompagne tout au long de votre cheminement sur la voie de la réussite. En voici quelques-uns qui vous seront utiles dans la période active de votre perte de poids et lorsque vous aurez atteint votre période de maintien.

1.   *La volonté? Je n'en ai pas!*

Mais vous n'avez tout simplement pas besoin de volonté! C'est vous-même qui l'avez dit dans vos exercices d'affirmation de soi. Vous devez la laisser de côté et vous cramponner à une valeur sûre: **votre motivation.** Certes, votre volonté est fort utile, puisqu'elle vous a permis de prendre, au cours de votre vie, des décisions souvent vitales. Mais avez-vous réellement besoin de votre volonté pour maigrir? Cette faculté, si puissante soit-elle, ne demeure-t-elle pas qu'un accessoire dans la voie qui vous mènera vers votre poids idéal? N'est-il pas décevant de compter sur votre volonté quand vous savez qu'elle peut flancher à la moindre sollicitation? **Maigrir est une chose trop sérieuse pour en faire une question de volonté seulement.**

Vous vous répétez sans cesse: «Je n'ai pas de volonté. J'ai de la volonté pour tout, sauf pour maigrir.» Ce qui importe pourtant, ce n'est pas ce que vous n'avez pas, mais ce que vous faites, surtout ce que vous allez faire, ce que vous ferez et ce qui sera fait. Si vous vous dites que vous ne réussirez pas, vous ne réussirez tout simplement pas parce que vous avez toujours en tête la crainte de l'échec. Dites-vous bien que ce n'est pas parce que vous avez connu des échecs dans votre vie que votre décision de maigrir est vouée à l'échec. Tout le monde a eu des échecs dans son existence, vous ne faites pas exception. D'ailleurs, c'est par nos échecs et nos erreurs que nous apprenons, que nous avançons et que nous évoluons. C'est à partir d'eux que nous nous perfectionnons et que nous réussissons. Ils sont donc loin d'être inutiles.

Votre succès dépend de vous et de votre détermination.

Si vous voulez réussir, il faut que vous chassiez de votre esprit les idées négatives et que vous adoptiez une attitude positive.

Dans la vie, efforcez-vous de jouer gagnant. Laissez la facilité et la défaite aux faibles. Ainsi, vous irez loin, même très loin.

2. Il y a parfois un danger: votre entourage

Votre entourage est soit positif ou négatif. Si vous avez des parents ou de vrais amis qui vous encouragent dans votre démarche et qui vous félicitent de vos succès, rapprochez-vous d'eux, accrochez-vous à eux et ne les quittez pas, puisque vous irez loin en les côtoyant. Mais attention, tous les gens qui gravitent autour de vous – amies, compagnes et compagnons de travail, parents –, qui sont au courant de votre démarche et qui vous voient en train de fondre comme neige au soleil, surtout ceux qui auraient eux-mêmes avantage à maigrir, ne sont pas forcément nécessairement d'accord avec vous. Pensez-y bien. Vous êtes en train d'atteindre l'image corporelle qu'ils convoitent depuis longtemps. Vous les mettez dans un état de stress incroyable. Ils se sentent obligés de démolir votre démarche pour justifier leur paresse, leur inactivité et leur manque de motivation. Vous voir devenir belle, élégante et heureuse devient pour eux la suprême insulte et les rend inquiets au plus haut point. Vous comprendrez qu'ils ne vous le pardonneront jamais et qu'ils prendront tous les moyens pour vous dissuader de suivre votre régime. Voici les remarques que vous êtes susceptible d'entendre:

- Tiens, encore une fois!
- Fais attention, tu vas tomber malade!
- Attention, ne maigris pas trop!
- Que tu as mauvaise mine!
- Que tu es pâle!
- Regarde tes joues comme elles sont creuses!
- Que tu as les yeux cernés!
- Tu verras, ta peau deviendra toute molle!
- N'oublie pas, tu vas tout reprendre!
- Bois un verre, ça ne te fera pas de mal!
- Tiens, tu as l'air fatigué, je t'invite au restaurant!
- Mange une bouchée, ça ne peut pas faire de tort à ton régime!
- Tu ne peux pas refuser cette réception, c'est l'anniversaire de ton filleul!

Envie! Envie! Envie! C'est le seul mot qui peux expliquer le comportement de ces gens. Maintenant que vous connaissez les raisons de leur attitude, ne vous laissez pas influencer par eux. Utilisez plutôt une arme tranchante et puissante: **votre bonheur**. En effet, devant leur désarroi, proclamez votre bien-être, votre satisfaction et votre joie de vous sentir devenir mince. Ainsi, vous écraserez facilement et définitivement les opposants à **votre bonheur**.

3. À quoi bon la culpabilité?

Oui, c'est vrai, **je me sens coupable** chaque fois que je triche. J'ai l'impression d'avoir commis un délit, d'avoir enfreint une règle, pis encore, d'avoir manqué à un devoir. Je me sens profondément fautive.

Chaque fois que je déroge à mon régime, j'ai tendance à me déprécier en me disant:

- Je m'en veux!
- Je ne suis pas fière de moi!
- J'ai mal fait!
- Je ne suis bonne à rien!
- J'ai triché encore une fois!
- Je suis incapable de tenir le coup!
- Je n'ai aucune volonté!
- Je n'ai aucun courage!
- Je n'y arriverai jamais!

À quoi ça sert de vous déprécier? La culpabilité est un autre sentiment négatif qu'il faut chasser à tout prix de votre esprit. Dites-vous plutôt: «La culpabilité? Connais pas!» Non, la vie est trop courte pour que vous vous sentiez coupable et, surtout, que vous vous abreuviez d'injures vous-même. Il existe suffisamment de gens dans votre entourage qui s'en chargeront.

Pensez-y bien, **personne n'est parfait**. Il est donc **normal de flancher**. Alors, pourquoi vous sentiriez-vous coupable?

Apprenez à tirer une leçon positive d'une expérience négative. Vous avez dérogé à votre régime? C'est un fait! Mais c'est chose du passé. Vous ne pouvez donc plus rien y faire. Il ne vous reste qu'à tourner la page et à vous dire: «Je sais de façon pertinente que si j'applique à la lettre les principes qu'on m'a enseignés, je perdrai immanquablement 2 kg (4,4 lb) dans les sept jours qui suivent.»

L'important, c'est de vous relever et de regarder vers l'avenir. Le fait de vous reprendre en main est déjà **une grande victoire**.

4. Ça suffit!

Il s'agit d'un truc qui peut vous rendre d'immense services.

Vous venez d'entreprendre votre régime, vous êtes tout feu tout flamme, rien ne vous arrête, c'est la décision de votre vie et voilà que, sans raison précise ou sous l'effet d'une sollicitation, vous allez craquer. Alors, si jamais vous vous trouvez dans une situation aussi intenable et que vous venez près de flancher, dites-vous sans attendre et d'un ton ferme: «**ça suffit!**»

Puis, pensez immédiatement à quelque chose de **beau**, de **calme**, d'**attrayant**, de **reposant**.

Voici quelques circonstances où ce truc minceur pourrait vous venir en aide.

• Vous êtes en compagnie d'amis, la soirée se déroule bien et vous êtes toujours déterminée à respecter les exigences de votre régime quand, tout à coup, quelqu'un vous offre un aliment engraissant suicidaire: une praline. Sur le moment, vous refusez, mais cette personne revient à la charge et l'espace d'un instant, vous hésitez. N'hésitez plus et dites-vous: «**ça suffit!**» Pensez plutôt à une belle journée ensoleillée où vous vous prélassez sur le bord d'une plage en bikini.

• Vous êtes en train de regarder la télévision et pendant une pause, une publicité vous incite à manger du Nutella. Coïncidence, il s'agit de votre aliment préféré que vous aviez l'habitude de consommer autrefois au petit déjeuner. À la vue de cette tartinade onctueuse qu'on est en train d'étaler sur un morceau de pain, vous salivez abondamment. C'est la panique. Vous avez envie de vous lever et de vous diriger vers le garde-manger et de vous satisfaire. Sans attendre, dites: «**ça suffit!**» et pensez plutôt à la neige qui vous caresse le visage lorsque vous descendez par une journée ensoleillée les pentes d'une montagne dans les Alpes.

- Vous êtes assise dans un fauteuil confortable, les jambes bien étendues, en train de lire un roman de votre auteur préféré quand l'image d'une glace au chocolat traverse tout à coup votre esprit. Il s'agit effectivement d'une gâterie que vous aviez l'habitude de vous offrir, l'été, quand il faisait chaud. Cette vision subite vous affecte, vous chambarde à un point tel que vous êtes sur le point de craquer. Dites immédiatement et d'un ton ferme: «ça suffit!», et pensez plutôt à une randonnée dans une vallée où, sous un soleil radieux, près d'un champ de lavande, vous êtes en train de vous abreuver d'une eau de source, froide et limpide, qui vous désaltère.

5. *Récompensez-vous, vous le méritez*

Nous ne vous le dirons jamais assez, il importe que vous vous attribuiez le crédit de votre réussite plutôt que de mettre le compte de votre succès sur la méthode que nous vous avons proposée. Cette attitude correspond à la vérité et est nécessaire afin que vous preniez conscience de vos performances et de la force qui a surgi de vous-même et qui vous a conduite au succès.

Remarquez que **votre comportement est souvent lié aux résultats obtenus**. Si, chaque fois que vous faites un effort et que vous avez un bon résultat sur votre pèse-personne, vous vous récompensez, la probabilité que vous fassiez à nouveau un effort s'accroît. On parle ici de renforcement positif. Par contre, si cet effort n'est pas récompensé, la probabilité que vous y consentiez à nouveau décroît.

Depuis que vous avez commencé votre cure, votre motivation persiste, vos efforts sont constants, votre résistance aux tentations est surhumaine et votre détermination est inébranlable. Vous êtes loin de regretter votre démarche, puisque votre taille s'est déjà amincie, vos «poignées d'amour» ont commencé à fondre, votre ventre est sur le point de disparaître et votre pèse-personne indique une chute de poids encourageante. Vous êtes donc comblée, heureuse et récompensée de vos efforts.

Toutefois, vous méritez plus que cela. Maintenant que vous êtes à mi-chemin dans votre perte de poids, accordez-vous un plaisir en cours de route. Offrez-vous à l'occasion un vêtement dont vous avez envie. Payez-vous, de temps à autre, le luxe d'un bouquet de fleurs ou d'une eau de toilette. Sortez plus souvent: allez au cinéma ou au théâtre. Passez un week-end à la campagne. Planifiez le voyage de vos rêves.

Faites-vous toujours des cadeaux dont la valeur est proportionnelle au nombre de kilos que vous avez perdus. Au départ, vous vous offrez une récompense modeste; au fur et à mesure que vous tendez vers votre poids idéal, octroyez-vous des présents plus importants en réservant le voyage pour le moment où vous aurez atteint l'objectif final.

Toutes ces choses vous rendront heureuse et vous inciteront à poursuivre votre but. Tout en renforçant votre motivation, vous apprendrez à retirer un plaisir d'activités non alimentaires.

6. Cultivez votre image mentale

Avoir de l'imagination ne signifie pas rêver. Au contraire, c'est à partir du rêve qu'on arrive à créer. Et si l'on veut créer et atteindre un poids souhaitable, il faut le visualiser dans son esprit, car on ne peut atteindre que ce que l'on voit et perçoit clairement.

Si vous voulez réussir, si vous désirez atteindre votre poids idéal, il est important que vous vous voyiez mince.

Voici comment y arriver:

Le cinéma

Si vous voulez vous voir mince et accepter votre nouvelle image corporelle, faites du cinéma. Faites dérouler dans votre esprit une douce et belle image de vous-même dans des scènes agréables et des moments heureux. Laissez défiler devant vos yeux des images fascinantes et stimulantes:

- Contemplez-vous dans une robe seyante au cours d'une fête et faisant l'envie de tout le monde;
- Regardez-vous dans un jeans bien ajusté au cours d'une réunion d'amis;
- Admirez-vous dans un maillot moulant sur une plage ou au bord d'une piscine;
- Voyez-vous mince, élégante et attrayante en train de communiquer votre joie et votre bonheur à votre entourage.

La puissance des mots

Répétez souvent cette phrase durant la journée: «Chaque jour, je me sens devenir de plus en plus mince.»

L'objectivation des résultats

Chaque semaine, prenez un vêtement que vous portiez avant votre régime (toujours le même) et, avec des épingles, rapetissez les manches, le buste, la taille, les hanches, etc. Ainsi, vous prendrez régulièrement conscience que votre corps s'amincit de plus en plus chaque semaine.

7. *Ne dévoilez pas que vous êtes au régime*

Un des meilleurs trucs que nous puissions vous donner, c'est de ne pas révéler à votre entourage que vous êtes au

régime; autrement, vous risqueriez d'être constamment har-
celée. Souvenez-vous que pour les gens qui vous entourent
et qui ont un problème de poids, vous êtes en train d'atteindre l'image corporelle qu'ils aimeraient obtenir. Vous
les plongez ainsi dans un état de stress les mettant sur la dé-
fensive.

Taisez vos intentions. Si jamais on vous pose des questions sur votre façon de vous alimenter parce que vous ne
consommez que des crudités, que vous êtes sélective dans
le choix des aliments, que vous en laissez dans votre assiette, prétextez que vous avez consulté votre médecin et
qu'il vous a fait passer des tests sanguins qui ont démontré
que votre taux de cholestérol était un peu élevé et que vous
aviez tendance au diabète. Vous constaterez alors que les
gens respectent toujours les personnes qui suivent un régime pour des raisons de santé, mais rarement celles qui en
suivent un pour maigrir. En cachant votre décision, vous
aurez la paix et vous vous éviterez un stress de trop.

8. *Une perte de poids même modeste peut vous sauver
   la vie*

Si vous avez 20 kg (44 lb) de trop et que votre excès de poids
s'accompagne d'une hypertension artérielle, d'un diabète
ou d'une hypercholestérolémie, vous pouvez améliorer
votre état de santé sans nécessairement atteindre votre
poids idéal.

Després et Goldstein ont montré qu'une perte de poids
modeste apportait des changements bénéfiques et rapides
des troubles métaboliques du cholestérol et des triglycérides ainsi qu'une amélioration de la tension artérielle et de
la glycémie.

Bien qu'il soit habituellement préférable d'atteindre
d'abord votre poids santé, pour des raisons de motivation,

vous pouvez tout aussi bien maigrir dans un délai plus long en établissant des étapes.

9. *Utilisez vos bouées de sauvetage*

Il se peut qu'en cours de route, pour de multiples raisons, votre motivation tombe en panne et que vous ayez le goût de tout abandonner. Il se peut également que, face à l'imminence d'un échec, vous ayez tendance à vous blâmer et qu'un sentiment intense de culpabilité vous envahisse. Dans ce cas, **n'hésitez pas à demander de l'aide**. Une amie sincère ou une personne proche de vous en qui vous avez confiance peuvent vous être d'un grand secours dans ces moments difficiles en vous prodiguant leurs conseils, en vous faisant partager leur expérience, en vous suggérant des solutions et en vous encourageant à reprendre le collier. Ces bouées de sauvetage servent souvent à rehausser la confiance et l'estime que vous avez de vous-même et vous permettent de redémarrer votre régime.

LA PHASE DE TRANSITION

Bravo! Vous venez d'atteindre le poids que vous convoitiez depuis longtemps. Votre nouvelle taille, dont la minceur et l'élégance font l'envie de votre entourage, vous donne l'assurance et la fraîcheur de vos 20 ans. Vous êtes complètement transformée et le monde vous appartient. Mais attention, **cette phase est la plus critique de votre traitement**, et ce, pour deux raisons.

Premièrement, vous devrez vous adapter à une **nouvelle image corporelle**, ce qui n'est pas toujours facile. Votre propre réaction face à votre entourage sera totalement différente et chambardée. Si vous pesez, par exemple, 20 kg (44 lb) de moins, vous n'aborderez plus maintenant les gens du sexe opposé de la même façon. Vous devrez éventuellement assumer une nouvelle sexualité, ce qui, dans la majorité des cas est bien accepté, quoique difficile dans d'autres.

La prise en charge de cette nouvelle image est parfois pénible, puisque vous devrez vous adapter à des gens qui réagissent souvent, par envie ou par convoitise, de façon négative, hostile et agressive. Mais forte de votre assurance et de votre bonheur, vous surmonterez facilement ces difficultés.

Deuxièmement, vous devrez **réapprendre à manger** en adoptant une nouvelle attitude devant l'aliment.

C'est le geste que vous faisiez devant l'aliment qui déterminait les conséquences heureuses ou malheureuses pour votre poids. Mais ce geste parfois impulsif et désordonné traduisait souvent un malaise profond, une frustration déchirante ou une inadaptation importante à une situation et vous incitait, par de fortes pulsions, à faire un acte inapproprié et souvent inconscient devant la nourriture et qui ne correspondait pas à vos besoins physiologiques. Il faudra maintenant vous habituer graduellement à analyser vos gestes et à en comprendre les mécanismes profonds. C'est pourquoi, dans la rubrique portant sur la phase de maintien, nous vous donnerons les moyens pour vous aider à modifier votre comportement alimentaire.

La phase de transition comprend trois éléments:

- la diététique;
- la dépense énergétique;
- la motivation.

La diététique

Sur le plan de la diététique, la phase de transition est la pierre angulaire du maintien. C'est à ce moment-là que vous entrez en contact avec la nourriture et que votre métabolisme se rétablit. En effet, au cours de votre **jeûne protéiné**, votre métabolisme de base diminue temporairement de 17 p. cent à 24 p. cent. Le professeur Thomas A. Wadden, de l'Université de Pennsylvanie, a démontré que le métabolisme de base remontait automatiquement à la normale au moment de la réalimentation, tout comme après un régime hypocalorique, et que ni le **jeûne protéiné** ni un régime à 1 200 calories ne semblaient l'affecter à long terme.

Toutefois, à la suite de votre perte de poids, nous devons procéder graduellement à votre réalimentation pour permettre à votre métabolisme de s'adapter progressivement. C'est comme si votre corps était devenu une machine rouillée dont les rouages auraient besoin d'être lubrifiés pour reprendre leur fonction normale.

La phase de transition, très délicate, comprend quatre **étapes** que vous suivrez chacune pendant deux semaines. Au cours de cette phase, votre médecin vous suivra d'une façon particulièrement attentive et il vous demandera tout au plus quelques petits calculs. En effet, la précision des régimes de transition est nécessaire pour permettre à votre métabolisme de base de bien se rétablir. Dès que vous arriverez à la période de maintien, vous délaisserez rapidement ces calculs pour passer à un système beaucoup plus facile et, surtout, beaucoup plus agréable.

Afin de ne pas reprendre le poids perdu, la phase de transition exige certaines précautions en ce qui a trait aux glucides, aux lipides, aux protéines, au sel, à l'alcool et à l'eau.

Les glucides

Les glucides sont calculés dans tous les régimes, car si vous en ingérez une quantité non contrôlée, cela favoriserait une reprise de poids. En effet, une quantité trop importante de sucre, surtout concentré ou raffiné, induirait une sécrétion rapide d'insuline qui provoquerait la mise en réserve des sucres sous forme de graisse. Ceux-ci seront donc intégrés progressivement dans les régimes de transition afin de vous aider à maintenir vos acquis.

Les lipides

Pour ce qui est des régimes de transition, les quantités de gras sont réduites au maximum, car **les lipides sont la source la plus concentrée d'énergie qui soit.** En effet, ils fournissent 9 calories par gramme, comparativement à 4 calories pour les glucides et les protides.

En plus de retarder votre perte de poids et de faire obstacle à votre maintien, les aliments contenant des lipides sont aussi une source importante de cholestérol alimentaire

et de gras saturés. Puisque ces constituants sont les principaux responsables de l'augmentation du taux de cholestérol
sanguin, ils sont donc à éviter, d'autant plus que l'on cons-
tate que les personnes sujettes à l'embonpoint ont plus de
chance d'avoir des lipides sanguins élevés.

Les protéines

Un apport de protéines est essentiel à chaque repas, car
elles constituent un **excellent coupe-faim**. De plus, elles
gardent votre peau, vos cheveux, vos ongles et vos muscles
en santé. Ingérées en quantités suffisantes, elles empêchent
aussi l'œdème des tissus, aident à lutter contre les infec-
tions et accélèrent la cicatrisation.On retrouve les protéines
en grande quantité dans le bœuf maigre, le porc maigre, le
veau, le poulet, le cheval, le lapin, l'agneau, le poisson, les
crustacés et le fromage; en quantité moyenne dans les mol-
lusques, le yogourt et les œufs; en petite quantité dans les
produits céréaliers et les légumes.

Le chlorure de sodium

Dans la phase active du jeûne protéiné, votre apport de sel
se situait aux environs de 3 g par jour. Maintenant que vous
avez recommencé à nous nourrir, les aliments vous en fournissent un peu plus. Dans certains cas, et c'est peut-être le
vôtre, votre médecin ajoutera un peu de chlorure de sodium
pour répondre à vos besoins. De toute façon, évitez de trop
saler pour empêcher l'œdème.

L'eau

Durant la phase de transition, conservez la bonne habitude
de boire deux litres (huit tasses) d'eau par jour, en vous rappelant qu'elle hydrate vos tissus rendant votre peau plus
souple et plus douce, qu'elle évite l'œdème, qu'elle permet
aux reins d'éliminer les toxines et qu'elle peut vous servir
de coupe-faim.

Les fibres

Les fibres constituent l'armature des cellules végétales et ne sont pas digestibles par l'organisme humain. Elles absorbent de l'eau et prennent un certain volume dans l'estomac, procurant ainsi une sensation de satiété avec peu de calories, élément non négligeable dans des régimes de transition. Un autre avantage des fibres est qu'elles vous obligent à mastiquer davantage en raison de leur texture. Ainsi, vous mangerez plus lentement et en moins grande quantité. On divise les fibres en deux catégories: les fibres insolubles et les fibres solubles.

Les **fibres solubles**, une fois parvenues dans l'intestin, attirent l'eau. En agissant dans le tube digestif comme de petites éponges, elles se gorgent d'eau et augmentent le volume des selles, favorisant une élimination régulière. Les fibres solubles diminuent les risques d'hypoglycémie entre les repas et réduisent le taux de cholestérol sanguin. On les trouve dans les agrumes, la pomme, la carotte, le chou, les flocons d'avoine et les légumineuses. Les **fibres insolubles**, excellent laxatif naturel, représentent sans aucun doute le moyen le plus simple de combattre la constipation et l'œdème qui en résulte. On les trouve principalement dans le son de blé, les grains entiers, les fruits et les légumes.

Il est recommandé de consommer 30 g de fibres par jour. Il est à noter que les légumes cuits mais encore croquants auront des fibres aux propriétés intactes. Les légumineuses, les noix et les céréales sont d'excellentes sources de fibres. Toutefois, ces aliments ne vous seront pas autorisés dans les régimes de transition, car les légumineuses sont des sources importantes de sucres complexes et les noix et les céréales, des sources concentrées et cachées de matières grasses.

L'alcool

Pouvez-vous boire du vin durant la période de transition? Théoriquement, vous ne devriez pas en consommer, parce que 100 ml (0,4 tasse) de vin sec rouge ou blanc fournissent 70 calories qui s'ajoutent à celles de votre régime de transition, ce qui est tout à fait inutile. Par ailleurs, si vous y tenez, ajoutez à votre programme une séance d'activité physique d'au moins 30 minutes. Vous dépenserez ainsi un nombre de calories équivalant à celui ingéré avec votre verre de vin; de la sorte, il est peu probable que la consommation de 100 ml (0,4 tasse) de vin vous fasse prendre du poids. Si ce petit plaisir vous incite à persévérer dans vos efforts, c'est à vous de peser le pour et le contre.

Les régimes de la phase de transition

Ces régimes comprennent quatre **étapes** et prévoient des apports énergétiques progressifs qui permettront à votre métabolisme de base de se rétablir graduellement. Sauf avis contraire de votre médecin, vous suivrez chacune de ces étapes pendant deux semaines. Au cours de chacune de ces étapes, nous vous indiquerons la quantité de protéines et de compléments nutritifs que vous devrez prendre tous les jours pour éviter toute carence.

ÉTAPE N° 1: PLAN POUR UNE JOURNÉE

Petit déjeuner

30 g (1 oz) de fromage maigre ou 1 œuf ou 1 yogourt maigre
1 tranche de pain complet ou 2 biscottes complètes
Thé, café ou infusion sans sucre ou avec édulcorant

Déjeuner et dîner: Semblables. Choisissez un élément parmi chacun des deux groupes suivants:

1er groupe

100 g (3,5 oz) de viande pesée crue ou 70 g (2,4 oz) cuite: veau, steak dégraissé, steak haché maigre, poulet sans la peau, foie, viande de cheval (cuite sans matière grasse)
OU
150 g (5,2 oz) de poisson maigre ou équivalent en fruits de

mer (cuits sans matière grasse), thon en conserve dans l'eau
OU
2 œufs (cuits sans matière grasse)
OU
70 g (2,4 oz) de fromage maigre
OU
300 g (10,5 oz) de yogourt ou de fromage blanc maigre

2e groupe

140 g (4,9 oz) des légumes suivants: asperge, aubergine, brocoli, chou, chou de Bruxelles, courgette, haricot vert, pousse de soja, oignon, poireau, tomate

Les légumes suivants sont permis à volonté: concombre, radis, branche de céleri, salade, épinard, endive, chou-fleur, champignon, fenouil, poivron vert

Assaisonnements:

Sel, poivre, vinaigre, jus de citron, fines herbes, moutarde

Boissons:

2 litres (8 tasses) d'eau par jour
Thé, café ou infusion sans sucre ou avec édulcorant

Compléments nutritifs obligatoires:

Protéines: selon les directives de votre médecin
Potassium: 49 mEq (5 g)
Sodium: 2 g
Calcium: 1 g
Oligo-vitamines: deux comprimés

ÉTAPE Nº 2: PLAN POUR UNE JOURNÉE

Petit déjeuner

1 petite orange ou ½ pamplemousse ou 125 ml (½ tasse) de jus d'orange ou de pamplemousse sans sucre
30 g (1 oz) de fromage maigre ou 1 œuf cuit sans matière grasse ou 115 g (4 oz) de yogourt maigre

1 tranche de pain complet ou 2 biscottes complètes
250 ml (1 tasse) de lait écrémé toutes les 24 heures
Thé, café ou infusion sans sucre ou avec édulcorant

Déjeuner et dîner: Semblables. Choisissez un élément parmi chacun des trois groupes suivants:

1ᵉʳ groupe

100 g (3,5 oz) de viande pesée crue ou 70 g (2,4 oz) cuite: veau, steak dégraissé, steak haché maigre, poulet sans la peau, foie, viande de cheval (cuite sans matière grasse)
OU
150 g (5,2 oz) de poisson maigre ou l'équivalent en fruits de mer (cuits sans matière grasse), thon en conserve dans l'eau
OU
2 œufs (cuits sans matière grasse)
OU
70 g (2,4 oz) de fromage maigre
OU
300 g (10,5 oz) de yogourt ou de fromage blanc maigre

2ᵉ groupe

160 g (5,6 oz) des légumes suivants: asperge, aubergine, broccoli, chou, chou de Bruxelles, courgette, haricot vert, pousse de soja, oignon, poireau, tomate
Les légumes suivants sont permis à volonté: concombre, radis, branche de céleri, salade, épinard, endive, chou-fleur, champignon, fenouil, poivron vert

3ᵉ groupe

1 des fruits suivants: 1 pomme, 1 orange, ½ pamplemousse, ½ melon, 1 pêche, 2 prunes, ½ banane, 150 g (5,2 oz) de fraises, 75 g (2,5 oz) de framboises, de mûres ou de myrtilles

Assaisonnements:

Sel, poivre, vinaigre, jus de citron, fines herbes, moutarde

Boissons :

2 litres (8 tasses) d'eau par jour
Thé, café ou infusion sans sucre ou avec édulcorant

Compléments nutritifs obligatoires :

Protéines: selon les directives de votre médecin
Potassium: 20 mEq (2,5 g)
Sodium: 1 g
Calcium: 500 mg
Oligo-vitamines: deux comprimés

ÉTAPE N° 3: PLAN POUR UNE JOURNÉE

Petit déjeuner

1 petite orange ou $\frac{1}{2}$ pamplemousse ou 125 ml de jus d'orange ou de pamplemousse sans sucre
30 g (1 oz) de fromage maigre ou 1 œuf cuit sans matière grasse ou 115 g (4 oz) de yogourt maigre
1 tranche de pain complet ou 2 biscottes complètes
250 ml (1 tasse) de lait écrémé toutes les 24 heures
Thé, café ou infusion sans sucre ou avec édulcorant

Déjeuner et dîner: Semblables. Choisissez un élément parmi chacun des quatre groupes suivants:

1er groupe

115 g (5,2 oz) de viande pesée crue ou 85 g (3 oz) cuite: veau, steak dégraissé, steak haché maigre, poulet sans la peau, foie, viande de cheval (cuite sans matière grasse)
OU
160 g (5,6 oz) de poisson maigre ou l'équivalent en fruits de mer (cuits sans matière grasse), thon en conserve dans l'eau
OU
2 œufs (cuits sans matière grasse)
OU
80 g (2,8 oz) de fromage maigre
OU

350 g (12,2 oz) de yogourt maigre ou de fromage blanc maigre

2e groupe

200 g (7 oz) des légumes suivants: asperge, aubergine, brocoli, chou, chou de Bruxelles, courgette, haricot vert, pousse de soja, oignon, poireau, tomate
Les légumes suivants sont permis à volonté: concombre, radis, branche de céleri, salade, épinard, endive, chou-fleur, champignon, fenouil, poivron vert

3e groupe

1 des fruits suivants: 1 pomme, 1 orange, $\frac{1}{2}$ pamplemousse, $\frac{1}{2}$ melon, 1 pêche, 2 prunes, $\frac{1}{2}$ banane, 150 g (5,2 oz) de fraises, 75 g (2,5 oz) de framboises, de mûres ou de myrtilles

4e groupe

1 tranche de pain complet
OU
2 biscottes complètes

Assaisonnements:

Sel, poivre, vinaigre, jus de citron, fines herbes, moutarde

Boissons:

2 litres (8 tasses) d'eau par jour
Thé, café ou infusion sans sucre ou avec édulcorant

Compléments nutritifs obligatoires:

Protéines: selon les directives de votre médecin
Potassium 10 mEq (1 g)
Sodium: 1 g
Calcium: 500 mg
Oligo-vitamines: deux comprimés

ÉTAPE No 4 : PLAN POUR UNE JOURNÉE

Petit déjeuner

1 orange ou ½ pamplemousse ou 150 ml (⅔ tasse) de jus d'orange ou de pamplemousse sans sucre
30 g (1 oz) de fromage maigre ou 1 œuf cuit sans matière grasse ou 115 g (4 oz) de yogourt maigre
1 tranche de pain complet ou 2 biscottes complètes
250 ml (1 tasse) de lait écrémé toutes les 24 heures
Thé, café ou infusion sans sucre ou avec édulcorant

Déjeuner et dîner: Semblables. Choisissez un élément parmi chacun des quatre groupes suivants:

1er groupe

115 g (4 oz) de viande pesée crue ou 85 g (3 oz) cuite: veau, steak dégraissé, steak haché maigre, poulet sans la peau, foie, viande de cheval (cuite sans matière grasse)
OU
160 g (5,6 oz) de poisson maigre ou l'équivalent en fruits de mer (cuits sans matière grasse), thon en conserve dans l'eau
OU
2 œufs (cuits sans matière grasse) + 30 g (1 oz) de fromage maigre
OU
90 g (3 oz) de fromage maigre
OU
350 g (12,2 oz) de yogourt maigre ou de fromage blanc maigre

2e groupe

250 g (8,7 oz) des légumes suivants: asperge, aubergine, brocoli, chou, chou de Bruxelles, courgette, haricot vert, pousse de soja, oignon, poireau, tomate
Les légumes suivants sont permis à volonté: concombre, radis, branche de céleri, salade, épinard, endive, chou-fleur, champignon, fenouil, poivron vert.

3e groupe

1 des fruits suivants: 2 abricots, 2 tranches d'ananas, ½ banane, 1 pomme, 1 orange, ½ pamplemousse, ½ melon, 1 pêche, 1 petite poire, 2 prunes, 150 g (5,2 oz) de fraises, 75 g (2,5 oz) de framboises, de mûres ou de myrtilles

4e groupe

1 tranche de pain complet
OU
2 biscottes complètes

Assaisonnements:

Sel, poivre, vinaigre, jus de citron, fines herbes, moutarde

Boissons:

2 litres (8 tasses) d'eau par jour
Thé, café, infusion sans sucre ou avec édulcorant

Compléments nutritifs obligatoires:

Oligo-vitamines: un comprimé

La dépense énergétique

Un programme d'exercices physiques légers joue non seulement un rôle adjuvant dans le contrôle de l'appétit, mais favorise aussi la combustion de la graisse.

Il est donc important que **l'exercice devienne une constante et une priorité quotidienne** pour les gens qui souhaitent maintenir le poids idéal qu'ils ont atteint à la suite d'une cure d'amaigrissement.

Si vous avez adopté la marche par plaisir et comme mode de dépense énergétique, tel que nous vous l'avons conseillé dans la phase active, vous n'aurez aucun mal à continuer à vous adonner à cette excellente activité durant votre phase de transition. Si vous aviez l'habitude de marcher trois fois par semaine pendant 30 minutes, nous vous suggérons maintenant de prolonger votre temps de promenade. Puisque vous absorbez maintenant davantage de calories, cette intensification de l'exercice donnera à votre organisme l'occasion de brûler ce supplément.

Rien ne vous empêche, durant la phase de transition, de vous initier graduellement, si votre état de santé vous le permet, à d'autres activités physiques comme la gymnastique aérobique, le saut à la corde, la natation, le vélo, le ski. Surtout, n'oubliez pas d'éviter les ascenseurs et de monter les escaliers à pied.

Nous vous suggérons de consulter la section traitant de l'exercice physique qui se trouve dans la rubrique portant sur la phase de maintien, à la page 162.

La motivation

Si la motivation a été indispensable pour vous aider à prendre cette grande décision de perdre du poids, il va de soi qu'elle sera toujours d'un grand secours pour la poursuite de vos efforts dans la phase de transition.

Il s'agit tout simplement d'utiliser pendant la phase active la motivation, la détermination et la constance qui vous ont permis de conserver votre courage.

Continuez, comme vous l'avez sans doute fait tous les jours, à lire vos exercices d'affirmation qui consolideront votre désir de rester mince.

Abreuvez-vous de l'incommensurable joie de vous voir renaître à la vie après avoir vécu une existence malheureuse dans laquelle vous vous sentiez si mal dans votre peau tout en simulant une gaieté toute en façade.

N'hésitez pas à fourbir cette arme si puissante, **votre notion de bonheur**, contre tout ce qui voudrait s'en prendre à votre minceur. Et face à un désir subit, à une sollicitation insistante et apparemment incontournable, faites appel à cette notion de bonheur. Arrêtez-vous un moment et avant de craquer, faites une chose: **dégustez le plaisir de vous sentir mince.** Après, et seulement après, prenez votre décision. Vous verrez avec quelle facilité cette réflexion réprimera cette tentation irrésistible de craquer et calmera vos émotions intenses. Jamais ne renforcerez-vous autant votre motivation et n'éprouverez-vous un tel sentiment de réussite.

Entretenez quotidiennement votre motivation par des pensées positives. Vous chasserez ainsi vos sentiments de culpabilité et dissiperez votre sentiment de solitude. Dans ce but, inspirez-vous des pensées positives que nous vous proposons dans la rubrique sur le maintien.

LA PHASE DE MAINTIEN

Grâce à vos efforts fournis au jour le jour, non seulement avez-vous atteint le poids idéal qui vous tenait tant à cœur, mais vous avez aussi franchi avec succès la difficile et délicate phase de transition. Vous vous êtes prouvé à vous-même que dans votre vie il n'y a pas eu que des échecs, mais également d'éclatantes victoires. Vous méritez **nos sincères félicitations**.

Tout le monde s'accorde à dire que la phase de maintien est la plus importante, puisqu'elle est incontournable et, surtout, indispensable pour ne pas reprendre le poids perdu. **Tous les efforts pour maigrir sont vains et inutiles sans cette phase de maintien.** D'ailleurs, devant l'immense popularité dont jouissent de nombreux régimes fantaisistes, nous, les thérapeutes de l'amaigrissement, avons l'impression que tout le monde veut maigrir, mais que personne ne veut rester mince, tant les reprises de poids sont manifestes et quasi automatiques. D'ailleurs, tous les régimes imposés ou consentis, appliqués à court terme, même s'ils sont soi-disant équilibrés, s'avèrent inutiles, inacceptables et sans valeur, puisqu'ils ne permettent pas le maintien du poids.

Combien de personnes, parmi celles qui ont suivi un régime amaigrissant, réussissent à conserver leur poids? Un faible nombre malheureusement, car beaucoup se croient guéries une fois qu'elles ont obtenu leur poids désiré.

Perdre des kilos est relativement facile, surtout avec le jeûne protéiné, **mais conserver un poids idéal est une autre**

paire de manches. Même en perdant 20 kg (44 lb), il vous sera impossible de maintenir votre poids santé si vous ne consentez pas à suivre une période de rééducation alimentaire et de modification du comportement pendant au moins deux ans avec un médecin ou une équipe multidisciplinaire. De plus, si vous êtes sédentaire et si vous ne vous concoctez pas un programme d'activité physique, il est inutile de penser maintenir votre poids, même à court terme. En effet, des scientifiques américains ont démontré que si une période de maintien d'au moins deux ans n'était pas observée au terme d'une cure d'amaigrissement et qu'une dépense énergétique n'était pas prévue dans la vie quotidienne, les chances de reprendre du poids étaient énormes.

Le docteur Jacques Lemay nous rappelle que souvent l'obésité est une maladie **incurable**, au même titre que l'alcoolisme. Un alcoolique sera toujours un alcoolique et un obèse sera toujours un obèse, qu'il maintienne ou perde son surplus de poids. Toutefois, l'alcoolique ne peut réapprendre à boire, tandis que l'obèse peut réapprendre à manger. C'est là un énorme avantage. L'obésité est donc une maladie chronique qui ne se guérit pas mais que nous pouvons maîtriser comme nous le faisons pour l'alcoolisme, l'hypertension artérielle essentielle et le diabète.

Le régime à lui seul n'est pas un traitement de l'obésité; il sert uniquement à faire perdre un surplus de poids. Souvenez-vous que le traitement commence lorsque vous atteignez votre poids santé et que vous acceptez le défi de la minceur.

Le défi à relever

Encore une fois, bravo! Vous venez de gagner un des plus beaux combats de votre vie et de réussir un des projets les plus audacieux de votre existence. **Vous êtes dorénavant maître de votre minceur;** elle éclate de toute sa beauté et de toute sa fraîcheur. Votre miroir vous renvoie l'image de la taille harmonieuse que vous souhaitiez et dont vous rêviez depuis longtemps. De même pour les hommes qui, en perdant leur brioche, ont accédé au gabarit d'un fils d'Adonis.

Certes, votre poids idéal est atteint, mais l'assumer n'est pas une mince tâche. En effet, le véritable défi n'est pas précisément l'amaigrissement, mais plutôt la stabilisation. Pour conserver votre poids, vous devrez vous prendre en main en vous rappelant qu'il faudra changer beaucoup de choses dans votre vie, vos habitudes alimentaires et votre comportement bien entendu, mais aussi votre façon de voir les choses.

Le succès de la phase de maintien repose sur les trois conditions indissociables de tout régime efficace.

1. **La diététique**, qu'il ne faut pas aborder dans le sens punitif ou négatif. **Maintenir son poids santé ne signifie pas suivre toute sa vie un régime de famine**, puisque une des conditions essentielles au maintien à long terme d'un poids idéal consiste à pouvoir manger sainement tout en éprouvant des joies alimentaires.

2. **La dépense énergétique** est indissociable de la diététique si vous voulez conserver votre nouveau poids. Certes, pratiquer une activité physique trois ou quatre heures par semaine est un excellent moyen pour conserver votre poids, mais vous n'y arriverez pas sans apporter une légère modification dans votre alimentation.

3. **La psychologie** complète bien les deux premières conditions, puisqu'elle comporte une dimension «intelligente» au geste que vous faites devant l'aliment. L'acte de manger est-il raisonnable, fait-il appel à un besoin physiologique ou est-il tributaire de vos sens? Voilà les questions fondamentales que vous devez vous poser.

La diététique

Nous abordons maintenant la diététique de la phase de maintien où quelques notions tout à fait nouvelles vous seront révélées.

Tout d'abord, vous serez sûrement et agréablement surprise d'apprendre que **pour maintenir sa ligne, il n'est pas nécessaire de suivre un régime particulier**. Plusieurs études, dont celle des professeurs John P. Foreyt et G. Ken Goodrick, l'ont confirmé. Selon ces éminents professeurs, la raison qui explique pourquoi la majorité des gens reprennent leur poids trois à cinq ans après avoir atteint leur poids santé, malgré une thérapie du comportement, c'est que le régime classique de 1 200 calories prescrit pendant la phase de maintien est trop restrictif, monotone et impossible à suivre à moyen et à long termes dans les milieux social et familial.

Le professeur Jean-Pierre Després, du Laboratoire des sciences de l'activité physique de l'Université Laval, a montré qu'un pourcentage élevé de glucides complexes (lentilles, haricots blancs, pommes de terre, pâtes, riz) dans le régime, combiné à des activités physiques de faible intensité et de longue durée, constituait une prescription souhaitable pour la majorité des sujets obèses. Cette approche contribuait à normaliser leur profil métabolique sérieusement perturbé (augmentation des triglycérides et du cholestérol LDL et baisse du cholestérol HDL). Bien qu'il ne favorise pas nécessairement la normalisation du poids, ce régime peu contraignant était excellent pour la phase de maintien.

Le plaisir de maintenir son poids santé

Il faut modifier votre approche et votre conception de la phase de maintien. Autant, auparavant, rester mince était assimilé à des privations et à des frustrations, autant aujourd'hui rester mince correspond à quelque chose de souhaitable, d'agréable et de non contraignant. Les personnes qui souffrent d'embonpoint ou d'obésité sont parvenues à ce stade parce que les échecs répétés des nombreux régimes qu'ils ont suivis les ont marquées et ont laissé des traumatismes émotionnels persistants. Le manque de confiance en soi, la diminution de l'estime de soi et le sentiment d'abandon sont les principales conséquences d'échecs à répétition.

Pour maintenir son poids idéal, on peut se permettre d'abandonner le plus rapidement possible les régimes restrictifs pour peu qu'on fasse régulièrement de l'exercice. À la suite du jeûne protéiné, cette démarche est très bien acceptée, surtout par les gens qui ont été frustrés par leurs nombreuses tentatives de perte de poids.

L'amorce de la phase de maintien

Maintenir son poids santé signifie qu'il faut établir un équilibre entre les entrées et les sorties, c'est-à-dire entre les apports et les dépenses énergétiques. Tout comme vos régimes de transition, votre régime de maintien respectera cette loi, ce qui sera d'autant plus facile que vous avez maintenant pris la bonne habitude de faire de l'exercice au moins trois ou quatre fois par semaine.

Au début de la phase de maintien, il y aura certes une **cinquième étape** où votre médecin ajoutera à peu près tous les aliments qui avaient été exclus dans la phase de transition, mais rapidement, vous ne serez plus contrainte de calculer vos calories et de peser votre nourriture. Aucun aliment ne vous sera totalement interdit.

Parlons protéines (protides)

Parlons brièvement, au risque de nous répéter, de cet aliment fondamental.

Les protéines de votre corps constituent surtout votre masse musculaire que nous appelons aussi la masse noble que vous devez à tout prix respecter et protéger au cours de votre perte de poids. Jamais un régime ne doit s'attaquer à vos muscles, puisque les conséquences pourraient être graves: fonte des muscles (rappelez-vous que votre cœur est un muscle), flétrissement de la peau, anémie, perte de cheveux, etc.

Les protéines viennent de deux sources:

- **Les protéines animales:** on les trouve en quantité importante dans les viandes, les poissons, les fromages, les œufs et le lait;
- **Les protéines végétales:** on les trouve en moins grande quantité dans les céréales complètes (pain, pâtes, riz, maïs), les légumineuses (lentilles, pois, haricots), le soya, les noix, les noisettes et les amandes.

Pour avoir un bon équilibre alimentaire, vous devez associer des protéines animales à des protéines végétales.

Parlons sucres (glucides)

Le sucre existe dans votre organisme sous deux formes: le **glucose**, qui circule dans le sang et qui a besoin d'une hormone, l'**insuline**, pour pénétrer dans les cellules; le **glycogène**, composé de millions de molécules de **glucose**, que l'on trouve dans le foie et les muscles.

Dans les milieux scientifiques, on a longtemps classé les glucides ou sucres en deux catégories: les sucres **rapides** et les sucres **lents**, selon leur capacité à être assimilés rapidement ou lentement par l'organisme.

On appelait également les sucres **rapides** des sucres **simples** parce qu'ils étaient composés de petites molécules, tandis qu'on donnait le nom de sucres **complexes** aux sucres lents parce qu'ils étaient constitués d'une longue chaîne de molécules de glucose.

Parmi les sucres **rapides**, on trouvait le miel, le sucre de table et les fruits. Dans la catégorie des sucres **lents**, on incluait les glucides dont la molécule trop grosse pour passer directement de l'intestin vers le sang devait subir, au cours de la digestion, une transformation en sucre simple, le glucose; par exemple, les féculents riches en amidon (le pain, le riz, les pâtes, le maïs, les céréales, les pommes de terre, la patate douce, l'igname, les lentilles, les pois, les haricots et le tapioca).

Depuis plus d'une décennie, plusieurs études ont démontré que la classification des glucides était beaucoup plus complexe. En effet, auparavant, on croyait que les sucres **simples** pénétraient rapidement dans le sang et que les sucres **complexes** atteignaient lentement la circulation sanguine étant donné que leur longue chaîne de molécules devait d'abord être transformée en glucose; aujourd'hui, on sait que ce n'est pas toujours le cas. On a effectivement constaté que des sucres **rapides**, comme ceux contenus dans les fruits, se comportent comme des sucres **lents**, c'est-à-dire que leur ingestion est suivie d'une faible augmentation de la glycémie (taux sanguin de glucose), tandis que les sucres **lents** (comme le pain) provoquent une élévation rapide de la glycémie, bien qu'ils soient composés d'amidon, un sucre **complexe**.

Plusieurs chercheurs, dont le docteur Jenkins, ont proposé de classer les glucides en fonction de leur capacité à élever la glycémie.

L'indice glycémique

L'indice glycémique est la capacité de chaque glucide à favoriser l'hyperglycémie (augmentation de glucose dans le sang). Dans le tableau suivant, vous trouverez une liste de certains glucides en fonction de leur **indice glycémique**.

Le maintien du poids dépend de cet **indice glycémique;** plus un glucide augmente la glycémie, plus il oblige le pancréas à fabriquer de l'insuline. Or, un excès d'insuline dû à l'obésité stimule l'augmentation des cellules de la graisse corporelle. Pour bien maintenir un certain poids, il faut, par conséquent, préférer les glucides dont l'**indice glycémique** est bas et moyen à ceux dont l'**indice glycémique** est élevé.

Il est important de savoir que plus un aliment est raffiné, plus son indice est élevé. Une farine blanche et une pâte blanche donnent un **indice glycémique** élevé, tandis qu'une farine complète ou une pâte complète en procurent un beaucoup plus bas. En effet, la fibre contenue dans le blé complet a pour effet de baisser la glycémie et, par le fait même, le taux d'insuline.

Il est à noter également que plus la cuisson d'un féculent est courte, plus son **indice glycémique** est bas.

Tableau des indices glycémiques de différents aliments

Aliments à indice glycémique élevé	
Glucose	100
Biscotte	97
Pomme de terre au four	95
Pain blanc	95
Carottes	92
Panais	90
Corn Flakes (céréales)	90
Pomme de terre (purée)	88
Miel	87
Sucre de table	82
Aliments à indice glycémique moyen	
Biscuit	75
Pomme de terre bouillie	72
Maïs	72
Riz blanc	72
Betterave	68
Petit pois	68
Raisin	64
Banane	62
Pâtes blanches	59
Croustilles	57
Confiture	55

Aliments à indice glycémique bas

Céréales complètes	50
Riz complet	50
Pain complet	48
Fruits frais (sauf le raisin et la banane)	30-45
Pâtes complètes	42
Laitages	40
Haricots blancs et rouges	30-40
Yogourt	36
Lait	33
Lentilles, pois chiches	32
Légumes (sauf la carotte, la betterave, les petits pois et la pomme de terre)	15

Parlons graisses (lipides)

Autant il est important de limiter les graisses pour conserver le poids et pour protéger la santé, autant elles sont nécessaires et indispensables à l'alimentation.

- Elles fournissent quatre vitamines (A, D, E et K).

- Elles contiennent des acides gras essentiels (acide linoléique et l'acide linolénique) que notre organisme ne peut pas fabriquer.

- Elles interviennent dans le fonctionnement des cellules nerveuses.

- Elles servent à l'élaboration de certaines hormones comme les hormones sexuelles.

- Elles interviennent dans la coagulation du sang.

Les graisses sont des molécules complexes composées d'acides gras et de glycérol. On classe les acides gras en trois catégories:

1. Les **acides gras saturés** que l'on trouve surtout dans les matières grasses d'origine animale: viandes, laitages, œufs. La consommation excessive de ces acides gras

133

élève le taux de cholestérol qui favorise une augmentation de l'incidence des maladies cardiovasculaires;

2. Les **acides gras polyinsaturés** présents dans certaines huiles végétales (tournesol, soja, maïs) et dans les margarines. Ils diminuent le mauvais cholestérol, responsable des obstructions artérielles, mais consommés en trop grande quantité, ils diminuent le bon cholestérol (HDL) qui protège contre l'infarctus du myocarde;

3. Les **acides gras monoinsaturés** issus de l'huile d'olive, d'arachide et de colza. Ils sont bénéfiques pour la santé, puisqu'ils diminuent le mauvais cholestérol sans réduire le bon.

Les graisses sont importantes pour votre équilibre alimentaire, mais pour protéger votre santé et pour maintenir votre poids, vous devez les consommer modérément.

Des conseils pour aider à maintenir son poids

Pour rester mince, il n'est pas nécessaire d'éprouver de sentiment de privation. Il faut donc manger de tout et ne suivre aucun régime. **Pendant votre phase de maintien, vous n'aurez aucune restriction, mais vous allez gérer votre apport alimentaire.**

Cependant, tout le monde convient qu'avec la même cause, on obtient les mêmes effets. C'est pourquoi, auparavant, on vous disait toujours: «Il va de soi que si vous revenez à vos anciennes habitudes alimentaires, vous engraisserez de nouveau.» Mais la nutrition n'est pas aussi simple. En fait, ce n'est pas manger des pâtes qui vous fait grossir, mais c'est plutôt de manger les mauvaises pâtes et de trop prolonger leur cuisson. En effet, les pâtes blanches ont un indice glycémique de 59, tandis que les complètes en ont un de 42. Ce qui veut dire que les pâtes blanches demanderont à votre pancréas de libérer plus d'insuline dans votre sang que les pâtes complètes. Or, vous savez qu'un excès d'insuline dû à l'obésité stimule l'augmentation des cellules de la graisse corporelle. Par surcroît, si vous prolongez le temps de cuisson de vos pâtes, leur indice glycémique sera encore plus élevé.

Pour rester mince, il importe de ne pas recréer le même déséquilibre alimentaire, de changer votre comportement devant l'aliment et d'adopter un nouveau style de vie.

L'aliment relaxant

Bien des personnes ayant suivi de nombreux régimes amaigrissants ont une peur bleue de la faim, puisque, pour elles, l'acte de manger a une connotation négative. En effet, l'aliment est un ennemi redoutable qui s'oppose à leur ligne. À l'idée de manger correspond toujours celle de grossir. Plusieurs développent une phobie devant certains aliments et s'en établissent une liste qu'ils s'interdisent à tout jamais.

Il est donc impératif que vous fassiez la distinction entre la vraie faim et le désir ardent et obsédant de manger. La faim est la sensation de vide dans l'estomac, tandis que le désir insatiable et obsédant de manger signifie l'urgence d'ingurgiter un aliment en réponse à un facteur émotionnel ou environnemental. Cette incitation peut être déclenchée tout simplement par la vue d'un aliment ou par la venue d'une situation, d'une présence ou d'un événement stressant.

Pour réussir cette période du maintien, vous devez donc faire la paix avec la nourriture et adopter une attitude relaxante face à tous les aliments. Considérez-les comme des amis plutôt que des ennemis de votre santé et de votre taille. Ainsi, vous adopterez une attitude tout à fait différente devant l'acte de manger, ce qui assurera le succès de votre phase de maintien.

Le petit déjeuner, l'éternel oublié

Est-il nécessaire de rappeler que le repas le plus souvent omis demeure, sans contredit, le petit déjeuner? **Et c'est à tort que nous l'appelons «petit», car ce repas devrait être le plus important de la journée.** La plupart des personnes fortes l'escamotent sous prétexte qu'elles n'ont pas faim le matin ou qu'elles n'ont pas le temps de manger. Puisque leur déjeuner se réduit souvent à un sandwich ou à une pointe de pizza, leur dîner sera une occasion et une obligation de dépassement alimentaire. Le dicton «qui dort, dîne» prend ici toute sa signification puisque, après le repas du soir, ces personnes se mettent au lit avec une dépense énergétique qui se limite à leur métabolisme de base. Cela explique pourquoi, au lever, leur organisme ne leur donne pas le signal de manger: il déborde en effet d'énergie, et c'est ainsi que s'amorce le cercle vicieux. Cette façon de s'alimenter favorise sans cesse le gain de poids.

Beaucoup de gens maigriraient tout simplement en mangeant le matin ce qu'ils mangent le soir car, grâce à nos activités physiques, on élimine facilement le jour ce qu'on absorbe le matin, alors qu'un repas copieux le soir fait prendre du poids pendant la nuit.

Pour qui veut rester mince et en santé, le petit déjeuner est le repas fondamental de la journée. Ne lésinez donc pas à ce moment: mangez et mangez même abondamment, sans vous inquiéter. Vous ne grossirez pas, et les calories que vous absorberez le matin seront brûlées, car votre métabolisme de base atteindra son maximum d'efficacité à ce moment de la journée.

Commencez votre petit déjeuner par des fruits, puis faites un temps d'arrêt. Profitez-en pour prendre votre douche. Ensuite, mangez des céréales complètes et non sucrées avec du lait de préférence écrémé ou à demi écrémé pour limiter votre apport en graisse. Vous pouvez vous permettre du pain complet tartiné avec une noisette de beurre comme accompagnement à un œuf cuit sans gras ou à une tranche de jambon maigre. Il est possible d'ajouter à cela un yogourt ou un morceau de fromage. Évitez, dans la mesure du possible, le sucre et les aliments sucrés ou limitez-vous à un morceau ou à une cuillerée de confitures.

Se priver de manger ou mal s'alimenter le matin favorise non seulement le gain de poids, mais également les malaises de l'hypoglycémie: les fringales (surtout d'aliments sucrés), le coup de pompe entre 10 et 11 heures, les chutes de tension, les étourdissements, le manque de concentration et d'énergie, les tremblements, les extrémités froides et les faiblesses.

Pour vous sentir en forme, pour maintenir facilement votre poids, n'hésitez donc pas à festoyer au petit déjeuner.

Manger, mais pas trop

Ces aliments que vous chérissez, vous aurez toute votre vie pour les apprécier et pour les déguster. Pourquoi alors vous empiffrer à vous rendre malade, sans oublier les centimètres que vous ajoutez à votre taille, à vos fesses et à vos hanches? Est-il nécessaire de manger deux portions de blanquette de veau pour apprécier la finesse et le velouté de ce plat? **Il est beaucoup plus gratifiant à tous points de vue de se dépasser dans la retenue que dans l'excès.** Pourquoi sortir de table appesantie, avec le foie qui veut éclater, moins productive, avec une vivacité d'esprit au ralenti, mal dans votre peau, sachant que vous vous sentirez serrée dans vos vêtements et que votre miroir vous reflétera une image déprimante?

Tout aliment ingéré en quantité trop importante provoque certes des malaises, mais il peut, à moyen ou à long terme, favoriser l'apparition de certaines maladies (cardiovasculaires, métaboliques, etc.).

Vous aimez tel aliment? Mangez-en une portion raisonnable. Vous l'apprécierez et vous vous ferez plaisir. En évitant d'en manger en excès, vous ne vous sentirez pas irritée, privée et frustrée.

Il est normal de nourrir des fantasmes

Souvent, après avoir atteint votre poids normal, vous rêvez de lever les inhibitions, de vous laisser aller et de vous gaver d'un aliment que vous chérissiez tout particulièrement avant votre régime. Il est normal que vous ayez des attentes irréalistes et que vous pensiez que les rigueurs de votre régime finiront complètement un jour et que vous pourrez revenir sans restriction à vos anciennes habitudes alimentaires.

La réalité vous rappelle que la perte de poids n'est pas facile et que les kilos ne s'envolent pas comme les feuilles emportées par le vent. Certes, cet aliment que vous convoitez, vous pouvez le manger maintenant, mais vous pouvez tout aussi bien le déguster plus tard en quantité raisonnable, en sachant que votre retenue vous empêchera de retourner à vos excès alimentaires.

Tenez à la vue les aliments santé

Autant il est impératif de rendre les aliments problèmes peu accessibles en les rangeant loin de vos yeux, autant il est souhaitable et bénéfique que les aliments santé (fruits, crudités, yogourt, etc.) soient bien visibles sur le comptoir de votre cuisine, dans votre garde-manger et dans votre réfrigérateur.

Cuisinez en tenant compte du bien-être de vos artères

... et de votre taille. En réduisant le plus possible les matières grasses dans vos modes de cuisson, vous éviterez bien des graisses saturées qui non seulement endommageraient vos artères, mais qui contribueraient aussi à épaissir votre taille. Les grillades, la cuisson au court-bouillon, en papillote ou au micro-ondes sont autant de façons de cuisiner sainement et délicieusement. Si, pour vous faire plaisir, vous avez le goût de temps en temps d'utiliser une cuisson avec un peu de beurre ou d'huile, allez-y en anticipant ou en corrigeant ce petit excès par quelques repas légers: une salade suivie d'une viande ou d'un poisson grillé avec des légumes cuits à la vapeur, avec une sauce sans matière grasse. Surtout, n'oubliez pas d'augmenter votre activité physique.

Sachez reconnaître le gras

Vous le savez maintenant, chaque gramme de gras contient 9 calories. Pour établir le pourcentage de gras de certains aliments, lisez bien les étiquettes et notez le nombre de grammes de gras et de calories contenus dans une portion et faites le calcul suivant:

$$\frac{gramme\ de\ gras \times 9 \times 100}{total\ des\ calories} = p.\ cent\ de\ calories\ de\ gras$$

Le but de cet exercice est de vous aider à réduire le pourcentage de gras de votre consommation alimentaire quotidienne à environ 28 p. cent. Vous constaterez cependant que certains aliments contiennent plus de 28 p. cent de matière grasse. Ce qui est important, c'est que vous veillez à ce que la moyenne de votre apport alimentaire en corps gras quotidien se situe aux alentours de 28 p. cent.

La planification: une aide précieuse contre les écarts

Pour bien gérer votre alimentation et pour éviter de vous trouver au dépourvu, donc dans une situation de haut risque, **planifiez vos repas quelques jours à l'avance, idéalement une semaine.**

Avant de préparer un repas, assurez-vous qu'il ne vous manque aucun ingrédient. S'il vous en manquait un, vous auriez toutes les raisons de vous méfier de vos initiatives pour le remplacer.

Pour éviter la monotonie, procurez-vous des livres de recettes. Il en existe d'excellents qui tiennent compte de la proportion de matières grasses.

Stabiliser un poids n'exclut pas la gastronomie. Il suffit de parcourir les recettes de Michel Guérard, dans son ouvrage *La grande cuisine minceur*, pour se convaincre qu'une cuisine santé n'a rien à envier sur le plan gustatif à celle des adeptes d'Escoffier.

Avant d'acheter vos aliments, établissez une liste et n'achetez rien d'autre.

Privilégiez les aliments dont la teneur en matière grasse est la plus faible possible; achetez des hydrates de carbone riches en fibres comme les pâtes, le pain et le riz complets.

Des automatismes toujours efficaces

Plusieurs trucs bien connus depuis fort longtemps ont toujours leur place dans une période de maintien et peuvent vous être utiles à vie.

Posez votre fourchette après chaque bouchée. Vous mangerez plus lentement, vous prolongerez ainsi le temps de votre repas et vous atteindrez, en absorbant moins d'aliments, les 20 minutes requises pour atteindre la sensation de satiété.

Respectez l'acte de manger en ne faisant rien d'autre au cours de votre repas (lire le journal, regarder la télévision, travailler dans un dossier). Ainsi, vous prendrez plus facilement conscience du moment où votre faim sera comblée.

Mastiquez bien chaque bouchée avant de l'avaler. Une autre façon de prolonger le temps de votre repas consiste à corriger votre habitude de manger rapidement.

Utilisez des assiettes plus petites sans vous resservir; vous diminuerez ainsi votre apport énergétique.

Quittez la table dès que vous avez fini de manger.

N'allez jamais acheter les aliments le ventre vide. Non seulement votre panier de provisions vous coûterait plus cher que d'habitude, mais il contiendrait peut-être des aliments peu recommandables.

Jouez d'astuces si vous achetez vos aliments dans un supermarché. Devant toutes ces allées qui se présentent à vous, choisissez votre itinéraire:

- Commencez par l'allée des légumes;
- Continuez dans celle des fruits;
- Arrêtez-vous devant le comptoir de poisson;
- Engagez-vous dans l'allée des viandes;
- N'oubliez pas les céréales;
- Attardez-vous devant le comptoir des fromages et des produits laitiers;
- Terminez par l'allée des pâtes et du pain.

Votre panier étant plein de bonnes choses, vous ne vous immobiliserez pas trop longtemps devant la section des gâteaux et des pâtisseries.

Bien s'en tirer au restaurant ou ailleurs

Pour plusieurs d'entre vous, manger à l'extérieur demeure un grand défi. Nous en convenons tous, le restaurant est source de grandes tentations. Toutefois, ce n'est pas parce que vous avez atteint votre poids normal que vous cesserez d'y aller. Ne négligez surtout pas votre vie sociale sous prétexte d'éviter des occasions de tricher. La vie continue et vous devez profiter de toutes les occasions qu'elle vous offre de vous faire plaisir et de vous réjouir. D'ailleurs, pour bien maintenir votre poids santé, vous devez apprendre à composer avec tous les milieux et toutes les circonstances. Faire face aux risques, c'est apprendre à mieux vous prémunir contre toutes les sollicitations. Accepter toujours sans hésitation une invitation. Voici comment négocier avec cette situation.

Tout d'abord, dans la mesure du possible, essayez d'influencer, si on vous demande votre avis, le type de restaurant où vous irez. Si vous avez le choix entre un restaurant spécialisé dans le poisson et une pizzeria, il sera facile pour vous de choisir.

Idéalement, avant de mettre le pied dans le restaurant, imaginez votre menu. Vous mangerez sûrement bien, puisque c'est vous qui l'établirez. Arrivée à la table, vous serez tout à fait libre de refuser le menu et de commander sans tarder votre repas.

Si vous choisissez d'accepter le menu, préférez les plats à la carte plutôt que le menu du jour. Vous pourrez ainsi mieux gérer votre apport alimentaire.

Inévitablement, la corbeille de pain se présentera devant vous. Catastrophe! vous direz-vous. Absolument pas. Que devrez-vous faire? Vous avez trois possibilités. Premièrement, si c'est possible, vous pouvez, avec la collaboration de votre invité, le refuser. Deuxièmement, si, malgré votre volonté, le panier arrive devant vous, faites en sorte qu'il vous soit difficilement accessible en l'éloignant le plus possible de vous. Troisièmement, si vous décidez de manger un morceau de pain, évitez d'y ajouter du beurre et laissez dans votre assiette un peu de votre entrée ou de votre plat principal.

Évitez le pain blanc et privilégiez le pain complet dont l'indice glycémique est plus bas. Comme un détective, soyez à l'affût, ayez le sens de l'observation et soyez à la recherche du gras caché. Plutôt que d'accepter la vinaigrette maison dans votre salade, demandez le vinaigre, l'huile et la moutarde et établissez vous-même la composition de votre vinaigrette en limitant la quantité d'huile.

Dans le cas de charcuteries, optez pour les plus maigres. Dans les plats cuisinés, préférez les sauces allégées à celles à la crème. Évitez le plus possible les aliments frits ou panés.

Si, à l'occasion, vous mangez dans un restaurant *fast food*, choisissez le hamburger le moins gras et sans sauce, une salade, une eau gazeuse ou un verre de lait.

Devez-vous bannir l'alcool? Non, à la condition que vous n'en abusiez pas, à la fois pour votre santé et pour votre ligne, puisque sa valeur énergétique demeure élevée (7 calories par gramme). À l'apéritif, préférez un verre de vin blanc aux vins sucrés ou aux cocktails. Attention aux amuse-gueules souvent riches en graisse (canapés, petits fours, olives, etc.). Au cours du repas, le vin vous est autorisé, mais limitez-vous à un verre tout au moins durant les premiers mois de votre maintien. Si vous voulez vous permettre ces petites joies, n'oubliez pas, dans les jours qui suivent, d'augmenter votre activité physique.

Si, chez des amis, on vous sert un plat copieux, laissez-en dans votre assiette. S'il s'agit d'un plat en sauce, essayez d'en manger le moins possible.

Si, au restaurant, vous craquez devant des pâtes fraîches qui seront inévitablement blanches et auront donc un indice glycémique élevé, faites-vous plaisir tout en vous rappelant qu'au repas suivant et le lendemain, vous devrez compenser en diminuant vos portions et en augmentant votre dépense énergétique. Dans le choix de vos pâtes, évitez celles qui sont apprêtées avec une sauce à la crème, donc riche en graisse. N'oubliez pas de demander qu'on cuise vos pâtes *al dente* pour ne pas élever leur indice glycémique.

La cliente ou le client a toujours raison. N'ayez donc pas peur de demander ce que vous désirez.

Demandez qu'on pare vos viandes avant de les faire cuire. Ainsi, vous éliminerez de nombreuses calories.

Accordez votre préférence aux consommés et aux soupes plutôt qu'aux potages et aux crèmes.

Exigez que vos légumes soient cuits *al dente*, sans ajout de matière grasse.

Nous ne saurions donner de conseils sans parler de desserts. La priorité devrait aller à ceux qui sont pauvres en graisse. Vous pouvez, bien qu'ils soient difficiles à digérer à la fin d'un repas, manger des fruits dont la plupart ont un indice glycémique bas. Pour limiter le gras, vous devriez éviter la crème. Mangez vos fruits de préférence nature, mais si vous désirez les sucrer, n'ajoutez pas plus d'une cuillerée à café de sucre.

Privilégiez les sorbets, même si l'indice glycémique est moyen, aux glaces dont la concentration en graisse est élevée.

Sur les plans énergétique et gustatif, un yogourt peut être un excellent dessert.

Peu importe où vous vous trouvez, pourquoi ne pas demander l'aide de votre compagnon ou d'une amie? Pour le restaurant, vous pourriez, avec votre conjoint, planifier vos plats à la maison et refuser le menu une fois assise à votre table. Vous pourriez demander qu'on vous apporte la corbeille de pain une fois le premier plat servi. Votre compagnon ou votre amie pourrait éviter de trop vous faire boire ou de vous suggérer des desserts.

À l'occasion d'une fête

Que la fête se passe à votre domicile ou ailleurs, le truc, c'est de vous y préparer. Avant tout, évitez les attitudes intransigeantes en décrétant que vous ne toucherez à aucun aliment. Amusez-vous et acceptez de participer aux joies alimentaires de vos convives tout en évitant de perdre le contrôle devant les plats qui vous seront offerts.

Voici quelques conseils.

Ne vous présentez jamais le ventre vide à une fête, puisque tous les aliments vous mettront l'eau à la bouche. Faites comme si vous alliez acheter vos aliments à un supermarché. Mangez avant de partir de chez vous, en optant pour des aliments coupe-faim: un œuf dur, une tranche de viande froide, un morceau de fromage, un yogourt et des crudités pour combler votre estomac.

Avant votre départ, essayez de savoir quels aliments vous seront offerts et établissez une liste de ceux que vous choisirez. Préparez vos réactions et vos réponses devant les pressions et les sollicitations des autres.

Mangez lentement en ayant toujours un aliment à la main et en privilégiant les crudités. Ainsi, vous serez moins sollicitée par votre entourage. Soyez la première à commencer et la dernière à terminer. Si vous optez pour des aliments que vous n'avez pas l'habitude de consommer, dégustez-les lentement en découvrant leur saveur particulière.

Entretenez la conversation en choisissant un sujet qui vous tient à cœur, pour lequel vous êtes très passionnée et qui suscite l'intérêt des autres.

La convivialité, bien sûr!

Les joies familiales et le plaisir de se retrouver entre amis font partie des grandes satisfactions de la vie. Si vous avez bien travaillé et si vous avez fourni de beaux efforts durant la semaine, pourquoi ne vous offririez-vous pas une douceur pendant le week-end! Vous avez envie d'une reli - gieuse? Pourquoi pas!

Vous n'avez pas les pieds et les mains liés parce que vous vous êtes imposé une discipline. Eh bien, allez-y sans remords ni culpabilité! Souvent, ce petit plaisir demeure un tremplin pour aller plus loin et pour poursuivre vos efforts.

L'essentiel, c'est de bien gérer ces douceurs en procédant à des ajustements au repas qui précède ou qui suit et en intensifiant votre activité physique.

Anticipez vos plaisirs

Si, à l'occasion, vous vous permettez une douceur ou que vous acceptez une invitation, anticipez ces plaisirs en gérant vos apports énergétiques et en augmentant vos dépenses. Vous constaterez que votre poids a peu de chance de bouger si, aux repas qui précèdent et qui suivent, vous diminuez vos portions et que vous prenez la décision d'augmenter votre activité physique en marchant plus longtemps on en faisant davantage de vélo ou de natation.

Si une invitation vous est lancée à l'improviste, il s'agira de compenser les plaisirs que vous vous serez offerts par quelques restrictions après cet événement.

Rappelez-vous, comme le dit le docteur Frank Senniger, que **la correction et l'anticipation sont les deux mamelles de la stabilisation.**

La méthode du maintien

Voici les quatre règles fondamentales et indispensables à suivre pour faire du maintien de votre poids santé une chose agréable, facile et aux effets durables.

Réduire et bien gérer ses lipides

Le secret du succès de cette méthode repose dans cette première règle; c'est de loin la plus importante de votre période de stabilisation.

Les lipides sont indispensables à la vie en raison de leur fonction d'isolant thermique et parce qu'ils fournissent à notre organisme quatre vitamines (A, D, E et K). Dans une phase de maintien, une réduction trop importante des graisses entraînerait une carence vitaminique. De plus, comme nous l'avons vu précédemment, les lipides, notamment les acides gras essentiels, interviennent dans de nombreux processus biologiques.

D'une manière générale, **en Occident, nous mangeons trop de graisses**. En effet, elles constituent de 40 p. cent à 50 p. cent de notre apport calorique quotidien. C'est beaucoup trop, et ce, pour deux raisons. Premièrement parce que les lipides contiennent des acides gras saturés qui élèvent les concentrations de cholestérol; deuxièmement parce que la graisse possède un pouvoir énergétique très élevé, soit 9 calories par gramme, donc plus du double de ce que contiennent les protéines ou les glucides (4 calories par gramme).

Tous les organismes de santé des pays occidentaux préconisent une réduction des lipides à un niveau ne dépassant pas 30 p. cent de notre consommation calorique quotidienne.

Consommés modérément, les lipides ont leur place légitime dans votre régime de maintien comme dans celui de tous les jours. Partant toutefois du principe que les graisses font plus facilement grossir que les glucides ou les protéines, il faut que vous appreniez à les réduire. **À une réduction des graisses correspond inévitablement une**

diminution importante de l'apport énergétique et une plus grande facilité à conserver son poids.

Pour demeurer mince, il faut que vous portiez une attention toute particulière aux graisses, car elles sont très riches en calories. Pour cette raison, pendant la phase de maintien, surtout pendant les premières semaines, alors que le métabolisme n'est pas encore stabilisé, il demeure important de restreindre la consommation de matières grasses.

Les **graisses visibles** sont faciles à reconnaîte, puisque vous vous en servez régulièrement pour cuisiner: le beurre, la margarine, les huiles et le saindoux. Mais savez-vous quelle quantité de lipides vous consommez par jour, étant donné que 50 p. cent sont cachés dans les aliments?

Pour les graisses visibles, il s'agit de changer d'attitude à l'égard de leur emploi. Leur réduction n'affectera en rien le goût et la saveur de vos aliments. C'est souvent par habitude que vous mettiez trois fois plus de beurre qu'il ne fallait pour cuire une viande ou un poisson, là où un petit morceau aurait largement suffi.

Voici quelques trucs qui vous aideront à modifier votre consommation de graisses visibles et à diminuer de beaucoup le nombre de calories que vous apportent vos repas quotidiens.

Le mode de cuisson. Si vous faites griller un morceau de viande ou le cuisez dans une poêle à fond antiadhésif, vous économisez au moins 200 calories. Si vous avez le goût de savourer une pièce de viande revenue dans du beurre, utilisez une telle poêle qui vous permettrait de faire des économies substantielles de beurre ou d'huile et, donc, de calories!

Les recettes. Sans altérer le goût du résultat final, vous pouvez très bien réduire de moitié la quantité de matière grasse suggérée dans les livres de recettes.

Les appareils. Utilisez des appareils à rôtir ou à griller la viande qui permettent au gras de s'égoutter.

Les calories qui sautent aux yeux. Bien des gens font griller leur viande sans la parer. Même s'il n'est pas mangé, le gras, au cours de la cuisson, inondera la viande de lipides et de plusieurs dizaines de calories, voire de quelques centaines. Il importe donc de nettoyer la viande et la volaille de ce gras visible.

Les salades. Elles sont toujours accompagnées d'une vinaigrette ou d'une sauce. Au lieu de la classique recette: $\frac{1}{3}$ de vinaigre pour $\frac{2}{3}$ d'huile, tentez la proportion moitié-moitié. En utilisant du jus de citron plutôt que du vinaigre, vous pourrez plus facilement diminuer la quantité d'huile.

Le comportement. Face aux matières grasses, reprogrammez-vous. Au lieu de calculer vos quantités de beurre, d'huile ou de margarine en fonction de grammes ou de cuillerées, faites-le en fonction d'un nouveau volume: la «noisette». Votre noisette de beurre vous fera épargner des centaines de calories. Dans vos recettes, au restaurant et dans des réceptions, pensez toujours «noisette» lorsqu'il s'agit de matière grasse.

Les graisses cachées. Celles-ci sont beaucoup plus difficiles à réduire, puisqu'il faut souvent être très perspicace pour les découvrir. Bien des aliments dont vous ne soupçonniez pas la richesse en graisse font partie de vos plats ou de vos gourmandises préférés: la quiche lorraine, les olives noires, les charcuteries, les fromages, les biscuits, le chocolat, les pistaches, le maïs soufflé, les frites, etc.

Voici quelques conseils pour éviter et pour éliminer les gras cachés.

Au petit déjeuner. Accordez votre préférence au pain complet, pauvre en lipides, plutôt qu'au croissant qui recèle de grandes quantités de matière grasse. Le lait écrémé ou à demi écrémé vous fera épargner de nombreuses calories. Le fromage blanc à 0 p. cent ou à 10 p. cent est riche en protéines et presque exempt de gras. L'apport en lipides sera modéré même si vous vous autorisez un œuf ou une tranche de jambon maigre.

L'habit fait parfois le moine. Une excellente façon de gérer votre apport en graisse consiste à enlever la peau de la volaille avant la cuisson ou après si vous êtes devant le fait accompli.

Les poissons qu'on peut se permettre de surconsommer. Les poissons, sauf l'anguille, sont moins riches en lipides que les viandes les plus maigres. De plus, ils fournissent des graisses monoinsaturées qui abaissent les concentrations du mauvais cholestérol. Régalez-vous donc de saumon, d'anchois, de hareng et de thon. Attention quand même aux graisses cachées que l'on trouve dans plusieurs recettes. Préférez plutôt les poissons grillés, en papillote ou cuits dans un court-bouillon.

Les viandes à consommer avec prudence. Il est très facile de consommer des matières grasses cachées en se nourrissant de produits carnés, puisque les lipides sont insidieusement dissimulés dans les fibres de la viande. Souvent, le mode de cuisson, de par le gras utilisé (beurre ou huile), ajoute de nombreuses calories à vos plats. Donc, le choix de vos pièces de viande et votre façon de les apprêter sont autant de précautions à prendre pour éviter de multiplier les calories.

Ces chères pâtisseries et viennoiseries. Si elles ont si souvent flatté votre palais, elles vous ont insidieusement et grassement nourrie, puisqu'elles recelaient plusieurs dizaines de calories sous forme de lipides qui, par surcroît, étaient des graisses polysaturées.

Nous n'avons pas l'intention de vous priver de ces douceurs terrestres, surtout à l'occasion d'un anniversaire ou d'une fête. Consommez-les cependant très modérément et occasionnellement, surtout au début de votre période de maintien.

Il y a toujours place pour des compromis. Ainsi, si vous mangez un pavé ou une tarte aux fruits, vous pouvez laisser de côté une partie de la pâte; vous éviterez de la sorte de consommer beaucoup de graisse et de calories.

Prudence à l'apéritif. Souvent, les gens ne se rendent pas compte des centaines de calories et de la quantité de gras qu'ils absorbent à cette occasion. C'est le cas des crous-tilles, des noix de toutes sortes, des cacahuètes et des ca-napés. Donc, prudence! Contentez-vous d'un verre de vin blanc ou d'une flûte de champagne, et réservez-vous de l'appétit pour la suite.

Les légumes qui adoucissent le palais. Il vaut mieux, en accompagnement, manger une compote d'oignons qu'un gratin dauphinois, quoique vous puissiez toujours vous permettre ce célèbre plat de pommes de terre si vous uti-lisez notre truc d'anticipation. De façon générale, il est pré-férable de manger des légumes qui ne sont pas cuits dans un corps gras plutôt que ceux enveloppées d'une sauce à la crème.

Inutile de dire que cette rubrique sur les lipides est la pierre angulaire de la phase de maintien. Par ses conseils, votre médecin ou votre diététicienne vous guidera afin de contrôler plus facilement votre apport en lipides.

*Augmenter les glucides à indice glycémique bas,
consommer modérément ceux à indice moyen en évitant
ceux à indice élevé*

Aliments à indice glycémique élevé

Nous avons vu précédemment que le pancréas est très sensible aux glucides à **indice glycémique élevé**. Mis en présence d'aliments qui en contiennent, il décharge dans le sang une grande quantité d'insuline qui stimule l'augmentation des cellules de la graisse corporelle.

Méfiez-vous, par conséquent, des aliments hyperglycémiants comme le miel et le sucre de table. Leur réponse insulinique est tellement foudroyante qu'elle vous projette rapidement en hypoglycémie avec tout le cortège de symptômes bien connus des personnes atteintes de ce mal: nervosité, agressivité, impatience, anxiété, diminution de l'acuité des facultés intellectuelles, manque de concentration, transpiration et, surtout, le fameux «coup de pompe» décrit par le docteur Abrahamson qui survient entre 10 et 11 heures, entre 15 et 16 heures, vers 21 heures et aux petites heures du matin.

En outre, il importe que vous sachiez que plus un aliment est raffiné, comme c'est le cas des friandises, du pain blanc, du sucre blanc, des gâteaux, plus la sécrétion d'insuline par votre pancréas sera importante et démesurée, provoquant ainsi une hypoglycémie soudaine. Si vous êtes vraiment désireuse de conserver votre poids, consommez donc le moins possible de glucides à **indice glycémique élevé**, car l'insuline qu'ils mettent en circulation dans votre sang déclenche la faim et stocke les graisses dans vos cellules.

Vous remarquerez dans la liste des aliments à **indice glycémique élevé** la présence de la pomme de terre et de la carotte. Mais faut-il pour autant éliminer ces légumes de votre alimentation? Nullement, puisqu'ils contiennent des vitamines et des sels minéraux salutaires. Toutefois, au début de votre période de maintien, il serait préférable de les consommer avec modération.

Aliments à indice glycémique moyen

Cette catégorie contient des aliments excellents pour la santé comme le maïs, la betterave, les petits pois et la banane qui regorgent de vitamines et de sels minéraux précieux comme le potassium et le magnésium. Ils doivent donc faire obligatoirement partie de votre alimentation. Cependant, compte tenu du fait que leur **indice glycémique** est moyennement élevé, vous devriez les consommer modérément, tout au moins au début de votre période de maintien.

Si nous avons dressé une liste d'aliments à **indice glycémique moyen**, c'est avant tout pour vous permettre de faire des compromis au restaurant. En effet, il n'est pas toujours facile de trouver dans ces endroits des pâtes complètes ou du riz complet dont l'indice glycémique est plus bas que les pâtes blanches et le riz blanc. Sans nuire à votre ligne, il vous sera possible, de temps à autre, de manger des pâtes blanches en vous méfiant de celles accompagnées d'une sauce à la crème. Toutefois, si vous avez le goût de vous offrir des fettuccine Alfredo, n'en prenez qu'en entrée et corrigez ce plaisir en mangeant un petit repas le soir ou le lendemain et en intensifiant votre activité physique. Si vous voulez minimiser l'effet des pâtes, faites-les précéder de crudités ou d'une salade, dont les fibres ralentiront la vitesse d'absorption.

Aliments à indice glycémique bas

Voilà un type d'aliments que vous devez privilégier au cours de votre période de maintien parce qu'ils induisent une sécrétion d'insuline relativement basse.

S'il est une catégorie d'aliments glucidiques qu'il faut absolument rétablir dans un régime de maintien, c'est bien les **féculents**.

Les médecins et les diététiciennes les ont depuis trop longtemps proscrits, prétendant, à tort, qu'ils faisaient engraisser. Et pourtant, ils possèdent plusieurs avantages pour aider à maintenir un poids:

- ils calment la faim;
- ils ne contiennent que 4 calories par gramme;
- à l'exception du pain blanc, des biscottes et de la pomme de terre en purée ou au four, ils sont pour la plupart digérés lentement et atteignent progressivement la circulation sanguine en ne provoquant pas de décharge rapide et importante d'insuline.

Consommez, sans crainte d'engraisser, les différents féculents offerts par la nature dont la plupart ont un **indice glycémique bas** (pain, riz, pâtes, céréales, lentilles, pois cassés, haricots blancs et rouges, pois chiches).

Cependant, pour que le riz, le pain et les pâtes conservent un **indice glycémique bas**, certaines conditions doivent être réunies:

- ces aliments doivent être complets et non raffinés. Un riz complet a un **indice glycémique** de 50, tandis que le riz blanc en a un de 72;
- la surcuisson de ces féculents est à éviter, car elle augmente automatiquement leur **indice glycémique;**
- un aliment moulu comme le riz blanc a un **indice glycémique** beaucoup plus élevé qu'un riz entier.

Comme vous devez consommer en petites quantités les matières grasses, vous devez porter une attention toute particulière à la façon dont sont préparés les féculents.

Vous pouvez manger de délicieuses pâtes complètes en les agrémentant d'une sauce au basilic, d'un coulis de tomates ou tout simplement d'une noisette de beurre. Vous pouvez également vous délecter de spaghetti aux palourdes ou aux moules.

Pour éviter une réponse insulinique massive de votre pancréas, essayez, dans la mesure du possible, d'éliminer les féculents raffinés.

Privilégier les protéines végétales

Nous ne mangeons pas trop de viande, mais nous mangeons trop de viandes grasses, ce qui nous expose à des risques accrus de pathologies cardiovasculaires et qui nous fait grossir.

Avec la venue des *fast food*, la surconsommation des matières grasses a atteint un sommet, notamment chez les enfants, les adolescents et les jeunes adultes, mettant ainsi en péril la santé cardiovasculaire de la génération montante.

Les aliments d'origine animale nous procurent une source inestimable de protéines. Celles-ci sont composées de 21 acides aminés, dont 8 sont dits essentiels, en ce sens que notre organisme ne peut les élaborer lui-même, et que nous devons absolument trouver dans notre alimentation. Notre organisme a besoin de tous ces acides aminés pour synthétiser les protéines nécessaires à l'entretien, à la réparation et au renouvellement de sa masse musculaire. Une carence d'un seul de ces acides aminés bloque automatiquement la synthèse protéique. Or, l'ensemble de toutes les protéines animales contient les 21 acides aminés.

Pour maintenir votre poids tout en évitant toute carence en acides aminés, vous avez tout intérêt à consommer des protéines animales. Efforcez-vous cependant de choisir les plus maigres en optant, de préférence, pour des modes de cuisson exigeant peu de matières grasses.

Une fois encore, nous parlerons de féculents, puisqu'une très grande partie des **protéines végétales** se trouvent dans cette catégorie d'aliments (pain, pâtes, riz, maïs, céréales). Il y en a également en quantité appréciable dans les légumineuses (lentilles, pois, haricots blancs et rouges).

Nous devrions accorder une plus grande importance aux protéines végétales dans notre alimentation. En effet, même si certaines de celles-ci, prises isolément, peuvent manquer d'acides aminés essentiels, mélangées aux protéines animales, elles permettent de retrouver un équilibre tout à fait acceptable et sécuritaire. Il est d'ailleurs possible de ne consommer que des **protéines végétales**, à la condition de les mélanger.

Pourquoi devriez-vous privilégier les **protéines végétales** durant votre phase de maintien et par la suite dans votre alimentation de tous les jours?

Pour plusieurs raisons:

1. Dans le monde occidental, où les maladies cardiovasculaires comptent parmi les premières causes de décès, les gens auraient avantage à ramener leur consommation de **protéines animales** à environ 50 p. cent à 55 p. cent de leur apport protéique quotidien, en complétant le reste avec des **protéines végétales;**

2. Même si de nombreux poissons ne contiennent pas de lipides, d'où leur avantage sur la plan cardiovasculaire, toutes les viandes sont liées à des graisses. Il est donc avantageux pour vous d'augmenter les **protéines végétales** aux dépens des **protéines animales;**

3. Les **protéines végétales** sont liées pour la plupart à des glucides qui, eux, ne contiennent que 4 calories par gramme, contrairement aux lipides qui en renferment 9 par gramme;

4. Beaucoup d'aliments contenant des **protéines végétales** renferment des fibres qui ont le double rôle de diminuer l'indice glycémique des glucides et de calmer la faim. Pour garder la ligne, vous avez tout intérêt à consommer de plus grandes quantités de **protéines végétales**.

Augmenter sa dépense énergétique

Nous l'avons dit dans la rubrique sur le maintien : plusieurs études sérieuses ont démontré que seules les personnes qui établissent un programme de dépense énergétique conservent leur poids santé. Souvenez-vous que vous n'êtes pas obligée de vous astreindre à des exercices pénibles et interminables. Il s'agit de choisir une ou deux activités simples, mais que vous aimez beaucoup, et que vous pratiquerez quatre à cinq fois par semaine.

Il est important que vous sachiez que **lorsque vous perdez du poids, votre organisme brûle moins de calories qu'avant parce qu'il dépense moins d'énergie à déplacer votre corps qui s'est allégé. Pour maintenir votre nouveau poids, il faut donc absolument que vous bougiez davantage qu'auparavant afin de brûler les calories que votre organisme dépense en moins.**

Plusieurs études ont démontré qu'une activité physique moyenne chez un sujet obèse représentait de multiples avantages :

- Elle guérissait ou améliorait les maladies liées à l'obésité : diminution de la tension artérielle et du cholestérol et amélioration du métabolisme des hydrates de carbone ;

- Elle empêchait la fonte musculaire au cours d'une perte de poids ;

- Elle augmentait le métabolisme de base qui, normalement, diminuait au cours d'un régime amaigrissant.

Il est intéressant de noter qu'au cours d'une période de maintien, l'activité physique est très avantageuse sur le plan de la diététique.

- Une activité physique même légère mais de longue durée est utile pour brûler les calories.

- Un exercice d'intensité moyenne ne stimule pas l'appétit, mais le contrôle. Si vous avez faim après un exercice d'une telle intensité, cette sensation est une pure création de votre esprit, puisque des études ont montré le contraire.

- Pour suivre un régime de maintien, il n'y a rien de mieux que l'exercice. En effet, celui-ci vous donne confiance en vous-même et vous prouve qu'un changement positif est possible.

La dépense énergétique

Votre corps a un sens inné de l'économie. Il possède des mécanismes qui lui permettent d'emmagasiner sous forme de graisse le surplus de calories ingérées lorsque vous vous alimentez. Ensuite, il utilise ces réserves pour satisfaire ses besoins énergétiques. Nous sommes en mesure d'affirmer qu'en présence d'un excédent des apports caloriques par rapport aux dépenses, il y a souvent un gain de poids qui peut mener à l'obésité.

Comment votre organisme dépense-t-il son énergie?

Comme toute matière vivante, votre organisme consomme et dépense de l'énergie. Il existe trois façons de dépenser cette énergie: le métabolisme de base, la thermogenèse alimentaire et l'activité physique. La somme de ces trois composantes correspond à la dépense énergétique totale de votre organisme.

Le métabolisme de base

Le métabolisme de base correspond à la quantité minimale d'énergie requise pour le fonctionnement de l'organisme au repos et l'exécution de certaines tâches spécifiques. Cette énergie permet le travail cardiaque, la respiration, l'activité nerveuse, la filtration rénale, les sécrétions glandulaires, le maintien de la température corporelle et du tonus musculaire, l'accomplissement des fonctions de l'appareil digestif et des autres tissus peu actifs. En somme, le métabolisme de base est la quantité d'énergie requise pour demeurer en vie.

Le métabolisme de base oscille généralement entre 1 200 et 1 500 calories par jour chez les femmes et entre 1 600 et 1 900 calories par jour chez les hommes. Il varie d'une personne à l'autre et dépend de plusieurs facteurs. Les voici :

La morphologie individuelle. La taille d'un sujet et la proportion entre les tissus maigres et gras influent sur le métabolisme de base. Les tissus maigres, par exemple les muscles, brûlent davantage de calories que les tissus adipeux et on devine facilement qu'une personne maigre et musclée a un besoin d'énergie plus grand qu'une personne de même poids mais plus grasse. C'est pourquoi les femmes ont un métabolisme de base inférieur à celui des hommes, le corps féminin contenant proportionnellement plus de tissus adipeux que le corps masculin.

La sécrétion hormonale. Les hormones peuvent faire varier le métabolisme de base. La thyroxine, sécrétée par la glande thyroïde, exerce une action calorigène, c'est-à-dire qu'elle favorise la stimulation de la consommation d'oxygène, occasionnant ainsi une dépense d'énergie. Par contre, une production insuffisante de cette hormone (hypothyroïdie) peut réduire le métabolisme de base de 30 p. cent.

L'âge. Nous savons depuis longtemps que les besoins en énergie diminuent avec l'âge; par conséquent, avec les années, nous devrions manger de moins en moins.

L'exercice aérobique. Parmi tous les facteurs susceptibles d'augmenter le métabolisme de base, l'exercice aérobique demeure le plus puissant. En effet, l'exercice met à contribution la masse grasse tout en augmentant le tissu musculaire. Or, comme nous l'avons dit précédemment, les muscles brûlent davantage de calories que le tissu adipeux. De plus, l'exercice stimule la sécrétion d'hormones, dont la tyroxine, augmentant ainsi le métabolisme de base.

La température. Le métabolisme de base s'élève dans des conditions de froid et de chaleur extrêmes.

Un mot sur le métabolisme de base et le jeûne protéiné

Si certains facteurs ont tendance à faire augmenter le métabolisme de base, d'autres, comme la restriction calorique, entraînent une diminution progressive de ce mode de dépense énergétique. Cette diminution, selon le professeur Thomas A. Wadden de l'Université de Pennsylvanie, se situe entre 5 p. cent et 12 p. cent chez les gens qui suivent un régime de 1 200 calories. Cela a pour conséquence de ralentir et même d'arrêter complètement le processus de perte de poids chez des sujets qui se soumettent à des cures successives d'amaigrissement. C'est pourquoi beaucoup de gens, malgré une excellente motivation, ne réussissent plus à maigrir, en dépit d'efforts louables, même si leur médecin les autorise à descendre à 1 000 et même à 800 calories.

Toujours selon le professeur Wadden, même si le métabolisme de base diminue de 17 p. cent à 24 p. cent dans le jeûne protéiné, il revient rapidement à la normale au moment de la réalimentation.

Au cours du jeûne protéiné, l'amaigrissement se fait toujours régulièrement, sans plateau et sans arrêt, même si vous avez suivi de nombreuses cures d'amaigrissement. Cela s'explique par la production ininterrompue de **corps cétoniques**, qui sont le témoin d'une fonte constante de vos réserves graisseuses. C'est pourquoi, grâce à ce processus physiologique précis, il n'existe pas de ralentissement ni d'arrêt du processus de perte de poids dans une cure d'amaigrissement induite par le jeûne protéiné.

La thermogenèse alimentaire

La thermogenèse correspond à l'énergie utilisée par l'organisme pour digérer, absorber, transporter et métaboliser les aliments. Des trois modes de dépense énergétique, la thermogenèse liée à l'alimentation est le plus modeste, puisqu'il ne représente habituellement que 10 p. cent de la dépense énergétique totale.

L'activité physique

L'activité physique est certes le mode de dépense énergétique le plus susceptible d'aider un sujet à perdre du poids et à garder la ligne, puisqu'il est le plus variable. Selon le professeur Nadeau, **l'activité physique constitue une excellente façon de rendre négatif le bilan énergétique d'une personne obèse.** Cela est d'autant plus important et urgent à réaliser que l'obèse amorce un cercle vicieux. En effet, en raison de son incapacité de porter avec aisance son excès de graisse et parce que ses articulations mal en point peuvent difficilement le supporter, l'obèse a tendance à réduire spontanément son niveau d'activité.

Le genre d'activité qu'entreprend une personne constitue un facteur important sinon majeur qui influence l'évaluation des besoins énergétiques totaux.

Les avantages insoupçonnés de l'activité physique

La réticence manifestée par les gens devant un programme d'exercices physiques tient au fait qu'ils ne sont pas en forme, que leurs muscles ont peine à supporter leur poids, que leur articulations les font souffrir, qu'ils ont honte de leur image et qu'ils ont peu d'estime d'eux-mêmes. S'ils connaissaient cependant les immenses avantages que pourrait leur apporter l'activité physique, bon nombre d'entre eux se décideraient à commencer à bouger.

Les avantages physiologiques

Le surplus de poids se complique fréquemment de conséquences pathologiques graves telles que le diabète, l'hypertension artérielle, les maladies cardiaques et l'hypercholestérolémie. Un programme d'activités physiques peut aider à réduire le poids, à empêcher l'apparition ou à entraver la progression de ces complications.

Le diabète. L'association entre obésité et diabète est bien connue: plus de 80 p. cent des adultes présentant un diabète de type II sont obèses. Pour bien comprendre le diabète lié à l'obésité, il faut savoir que le glucose est un carburant énergétique essentiel pour les muscles, le cerveau et les organes. Il pénètre dans les cellules des muscles et des organes pour leur fournir de l'énergie grâce à l'action d'une hormone sécrétée par le pancréas, l'insuline. Sans elle, le glucose serait incapable d'entrer dans les cellules. Dans le diabète provoqué par un excès de graisse corporelle, nous sommes en présence d'une mauvaise utilisation du glucose attribuable à une diminution de l'efficacité de l'insuline. En d'autres mots, lorsqu'on est trop gros, les cellules résistent à l'action de l'insuline. Dans ce type de diabète, le glucose sanguin se dirige moins vers les muscles et les organes que vers les tissus adipeux. Or, c'est dans ces derniers qu'il est transformé en graisse. Voilà pourquoi ces gens grossissent.

C'est ici qu'intervient la dépense énergétique. En effet, l'activité physique améliore la sensibilité à l'insuline et facilite la pénétration du glucose dans les muscles.

La tension artérielle. Bien des personnes qui engraissent voient leur tension artérielle augmenter. Cependant, une perte de poids peut normaliser la tension artérielle de la majorité des personnes. Même en l'absence d'une perte de poids, l'activité physique diminue la tension artérielle.

Les maladies du cœur. En cas d'obésité, le cœur souffre parce qu'il est littéralement écrasé par des kilos de graisse, qu'il doit travailler plus fort étant donné le volume plus important du corps et qu'il doit éjecter davantage de sang pour irriguer des tissus excédentaires. Un surpoids, même modéré, favorise les maladies coronariennes comme l'angine de poitrine et l'infarctus du myocarde. D'après le professeur Nadeau, la plupart des fonctions du système cardiovasculaire sont améliorées par l'entraînement physique, mais cela nécessite que les exercices soient faits fréquemment et avec une intensité relativement importante. De plus, le programme doit être soutenu, car l'effet bénéfique disparaît rapidement.

Le cholestérol. Tout comme les triglycérides, le cholestérol fait partie de la famille des lipides (graisses). Il est essentiel à la vie et joue un rôle important dans l'organisme. Entre autres, il est à l'origine de la synthèse de nombreuses hormones. Sans lui, par exemple, nous n'aurions pas d'hormones sexuelles.

Cependant, si le cholestérol total et le cholestérol LDL augmentent et que le bon cholestérol (HDL) diminue, comme on l'observe fréquemment chez les personnes obèses, le risque d'athérosclérose augmente, favorisant ainsi l'apparition des maladies cardiovasculaires.

Beaucoup de chercheurs, dont les professeurs Vague, de Marseille et Després, de Québec, ont montré que l'obésité abdominale était la plus dangereuse sur le plan cardiovasculaire, puisqu'elle était accompagnée d'une concentration élevée de triglycérides et d'une faible concentration du bon cholestérol (HDL), ce qui favorisait le processus de l'athérosclérose. Toutefois, une étude récente et très encourageante menée par le professeur Després indique qu'une activité physique aérobique régulière et de faible intensité (par exemple, la marche pratiquée cinq fois par semaine pendant 45 minutes à 60 minutes) entraîne des effets favorables très importants sur les concentrations des lipides sanguins.

Les articulations. En cas de surpoids, les articulations sont rapidement atteintes causant des douleurs souvent vives et pouvant amener des limitations articulaires importantes et jusqu'à l'invalidité. Les articulations les plus souvent touchées par le surpoids sont le genou, la hanche et la région lombaire. Les exercices peuvent améliorer l'état des articulations, mais il faut absolument éviter les sports violents. Nous recommandons la marche progressive et nous suggérons fortement la natation, puisqu'elle se déroule en apesanteur.

Le bilan énergétique négatif. Dans bien des cas, le surpoids provient d'un apport alimentaire excessif et d'une dépense énergétique trop faible, ce qui vous permet non pas de mettre de l'argent en banque mais de l'énergie en réserve, donc d'établir un bilan énergétique positif. Si vous voulez inverser cette tendance et donc obtenir un bilan négatif, il y a un moyen simple: bouger davantage!

L'augmentation du métabolisme de base. Plus nos muscles grossissent, plus notre métabolisme de base augmente. Or, un entraînement régulier élève le volume des muscles sollicités, et nous savons que leur fonctionnement exige la combustion de calories même au repos. Par conséquent, plus on a de tissu maigre, plus le métabolisme de base augmente (de 8 p. cent à 10 p. cent).

La protection de la masse maigre. Plus une activité physique se prolonge, plus les graisses de notre organisme sont brûlées et plus nos muscles sont sollicités, se raffermissent et se développent. Un amaigrissement bien conduit comporte toujours un programme d'exercices dont l'un des rôles est de protéger la masse maigre.

La capacité physique. Plus notre corps se soumet graduellement à l'exercice, plus le bien-être nous envahit et plus nous nous sentons en forme. L'activité physique est génératrice à la fois d'énergie, de vitalité et d'endurance.

Les avantages psychologiques

Les avantages inestimables d'un programme d'activités physiques sur le psychisme sont nombreux. Souvent, les gens bien en chair sont des boute-en-train qui essaient de cacher et de faire oublier leur grosseur en attirant l'attention sur leurs talents d'animateur et de conteur et sur leur capacité à communiquer la joie, le rire et la gaieté à leur entourage pour éviter qu'on s'intéresse à leurs kilos. En réalité, dans leur for intérieur, ils sont malheureux et enclins à s'abîmer dans la dépression.

L'application d'un programme d'exercices physiques peut transformer radicalement leur vie et changer leur façon de voir les choses.

L'estime de soi. Le combat continuel dans lequel vous vous êtes engagée pour contrôler votre poids et les difficultés auxquelles vous avez dû faire face sont souvent associés à une très faible estime de vous-même. L'exercice, tout en générant de l'énergie, crée un climat de bien-être et de confiance qui augmente l'estime de soi.

La confiance en soi. Face aux échecs que vous avez peut-être subis à quelques reprises, vous devez maintenant vous tourner vers l'avenir et vous programmer pour la réussite finale et définitive. L'exercice, en vous permettant de vous sentir plus énergique, plus performante et mieux dans votre peau, renforcera progressivement votre détermination.

L'image de soi. Les gens aux prises avec un problème d'embonpoint ou d'obésité ont non seulement une faible estime d'eux-mêmes, mais ils ont également une piètre opinion de leur image corporelle.

L'anxiété et le stress. À cause de la notion constante d'échec et devant les tentatives répétées, successives et inefficaces pour résoudre leur problème pondéral, les gens bien portants sont souvent envahis par des états d'anxiété et de stress. Le débordement d'énergie que l'exercice apporte induit un sentiment de liberté et occasionne un état de détente qui chasse l'anxiété et combat le stress.

Vous voulez faire de l'exercice?
Ne vous violentez surtout pas!

Les gens ont souvent une perception négative de l'activité physique. Faire de l'exercice est considéré comme exigeant, fatigant, contraignant et demandant surtout des efforts.

Maintenant que vous connaissez les nombreux avantages qui découlent de l'exercice, il vous sera plus facile d'aborder un programme d'activité physique dans la joie et le plaisir plutôt que dans la contrainte et le découragement. Ne choisissez jamais une activité ennuyeuse et pénible; vous abandonneriez rapidement votre programme d'exercices et vous retourneriez à vos habitudes sédentaires.

Peu importe que vous fassiez de l'exercice tous les jours ou que vous n'en ayez jamais fait, l'important est de ne pas vous lancer à corps perdu dans des activités physiques où vous aurez peu de chance de persévérer. Respectez plutôt vos désirs, vos préférences et votre rythme, sans vous faire violence. Fixez-vous des objectifs raisonnables qui correspondent à vos besoins et à vos possibilités, et procédez par de petites étapes à la fois, en vous souvenant que c'est avec de petits gains que vous obtiendrez de grandes victoires.

Comme la plupart d'entre vous n'ont pas l'habitude de bouger, commencez par une activité simple et facile d'accès: la marche. Après une phase d'adaptation, vous pourrez, si vous le désirez, faire alterner marche et jogging. L'essentiel, au départ, c'est de ne pas vous stresser. Le secret, c'est d'y aller progressivement. Au début, les séances devront être brèves et durer entre 5 et 10 minutes seulement; par la suite, vous pourrez en augmenter progressivement la durée de cinq minutes toutes les semaines.

Où se situe l'efficacité?

Tout le monde s'entend pour vanter les vertus de l'activité physique, mais encore faut-il connaître, avant de s'adonner à un exercice quelconque, les principales conditions pour élaborer un programme efficace. Pour cela, il y a lieu d'établir la fréquence, la durée et l'intensité d'un exercice.

La fréquence. Pour qu'une activité soit efficace, il faut qu'elle soit régulière. En deçà de trois séances par semaine, vous brûlerez très peu de graisse. Pour réduire votre poids et garder la ligne, pour améliorer votre condition cardiaque et pour rendre vos muscles plus fermes et plus efficaces, vous avez intérêt à vous entraîner de trois à cinq fois par semaine.

La durée. Une séance d'activité modérée devrait durer au moins 45 minutes et se prolonger idéalement jusqu'à 60 minutes. Trente minutes d'exercices ne suffiraient-elles pas? demandez-vous. Oui, si vous voulez uniquement assouplir vos articulations, mais pas si vous désirez brûler vos graisses. Vous vous souvenez sans doute qu'en deçà de 30 minutes, vous brûlez surtout des sucres et ce n'est que par la suite que votre organisme commence à utiliser votre graisse.

L'intensité. Pour qu'une activité physique soit efficace et sûre, c'est-à-dire pour qu'elle permette une utilisation constante de vos tissus graisseux comme source d'énergie tout en protégeant votre cœur, il faut en établir l'intensité selon des normes précises.

Une façon simple de doser l'intensité d'une activité consiste à mesurer la fréquence de votre pouls, qui correspond à votre fréquence cardiaque. Cette fréquence ne doit jamais dépasser 70 p. cent de la fréquence maximale de votre cœur, c'est-à-dire celle qu'il ne peut dépasser en une minute. De plus, vous devez l'établir en fonction de votre âge que vous soustrayez du chiffre 220. Par exemple, si vous avez 35 ans, la fréquence maximale de votre cœur sera égale à 220 − 35, soit 185 battements par minute. Comme vous ne devez pas dépasser 70 p. cent de cette fréquence, votre cœur ne devra pas battre à plus de 130 battements par minute au cours de votre activité physique.

Mais là ne se terminent pas vos calculs. Pour pouvoir faire vos exercices sans danger, il faut tenir compte de votre condition physique. Si vous êtes une personne adepte de la sédentarité ou si vous avez eu un accident cardiovasculaire, votre condition physique est sans doute médiocre; elle sera moyenne chez la plupart des personnes fortes qui n'ont jamais été de grands sportifs, et bonne si vous avez l'habitude de pratiquer certains sports.

Dans le tableau suivant, vous reconnaîtrez les trois catégories; vous pourrez vous y situer et calculer votre fréquence cardiaque optimale. En cas de doute, n'hésitez pas à consulter votre médecin.

Condition physique et fréquence cardiaque optimale

Âge	Condition médiocre	Condition moyenne	Condition bonne
20	110	120	140
25	107	117	137
30	105	114	133
35	102	111	130
40	99	108	126
45	96	105	123
50	94	102	119
55	91	99	116
60	88	96	112
65	85	93	109
70	83	90	105

Maintenant que vous savez dans quelle catégorie vous situer, vous n'avez plus qu'à mesurer, à différents intervalles, votre pouls, c'est-à-dire la fréquence de votre cœur. Si vous dépassez votre fréquence optimale, réduisez votre effort pour éviter tout danger; toutefois, si vous vous situez sous votre fréquence optimale, intensifiez votre effort afin que vos dépenses caloriques puissent brûler vos graisses.

Il y a deux façons de mesurer votre pouls.

1. **Le pouls radial**. C'est celui que vous mesurez au niveau de votre poignet. Pour le prendre, il suffit de palper avec votre index et votre majeur la partie de votre poignet qui se trouve exactement sous votre pouce. Sachez qu'il ne faut jamais mesurer le pouls avec le pouce de l'autre main, car il a lui-même un pouls qui pourrait fausser les résultats. Il importe que vous ne restiez pas immobile pendant que vous mesurez votre pouls.

2. **Le pouls carotidien**. C'est celui que vous mesurez au niveau des grosses artères de votre cou (artères carotides). Posez délicatement votre index et votre majeur au-dessous de votre mâchoire vis-à-vis de votre tempe;

vous sentirez alors des pulsations. Comme pour le pouls radial, vous devez demeurer en mouvement lorsque vous mesurez votre pouls. Attention: il ne faut pas trop appuyer sur votre artère carotide, car une pression trop forte pourrait diminuer votre tension artérielle.

Voici la technique utilisée pour mesurer votre pouls: comptez le nombre de pulsations que vous percevez pendant six secondes et multipliez-le par 10. Vous obtiendrez ainsi votre rythme cardiaque par minute.

Comment passer d'une catégorie de condition physique à une autre?

Pendant les premières semaines de votre activité physique, nous vous conseillons de compter fréquemment vos pulsations cardiaques et de comparer votre pouls aux valeurs données dans le tableau précédent. Si, après un certain temps, votre pouls demeure au-dessous de la fréquence optimale qui correspond à votre âge et à la catégorie que vous aviez choisie, vous pouvez passer à la catégorie supérieure. À titre d'exemple: si vous avez 40 ans, que vous êtes dans la catégorie de la condition physique médiocre et que votre pouls, malgré l'intensification de vos exercices, demeure à 93, vous pourriez passer à la catégorie de la condition physique moyenne.

Toutefois, si vous constatez que votre pouls est trop rapide, réduisez l'intensité de vos efforts pendant deux à trois minutes et mesurez-le de nouveau. S'il continue d'être trop rapide, cela signifie peut-être que vous avez mal évalué votre condition physique et qu'il faudra que vous passiez à une condition physique inférieure.

Pour obtenir de bons résultats, il faut bien se préparer

Avant d'entreprendre une activité physique, il faut préparer votre organisme en conditionnant votre appareil locomoteur à l'effort, tout comme à la fin il faut le déconditionner.

Le but de ces exercices légers est de rendre vos activités plus faciles et plus performantes et d'éviter les blessures. Ils comportent trois phases.

L'assouplissement

Il s'agit de faire quelques mouvements simples pendant quelques minutes pour assouplir vos muscles et vos articulations.

a) **Étirement des bras**. Position debout, les jambes légèrement écartées. Levez le bras droit au-dessus de votre tête en étirant bien les muscles. Faites de même avec le bras gauche. Répétez ces mouvements quatre fois.

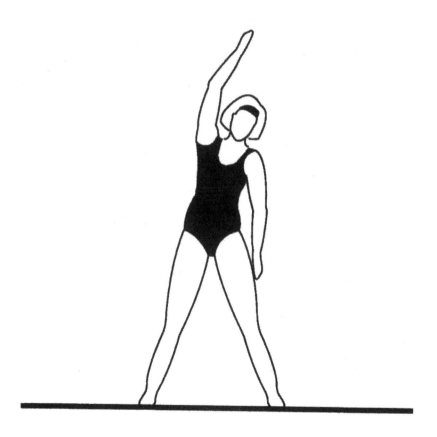

b) **Assouplissement du cou**. Position debout, bras ballants le long du corps en regardant droit devant vous. Inclinez lentement la tête vers une épaule. Revenez à la position originale. Faites le même mouvement vers l'autre épaule. Répétez ces mouvements quatre fois.

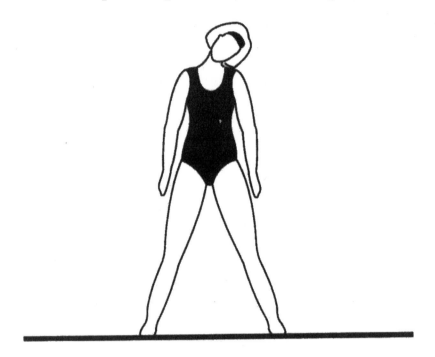

c) **Rotation de la tête.** Position debout, bras ballants le long du corps. Lentement et sans saccades, décrivez des cercles avec la tête. Faites ce mouvement quatre fois en fermant les yeux.

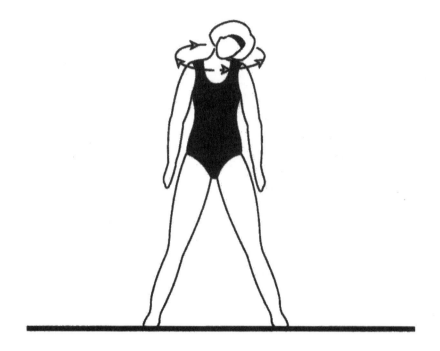

d) **Marche sur place**. En levant les genoux le plus haut possible, marchez sur place pendant une minute tout en balançant les bras.

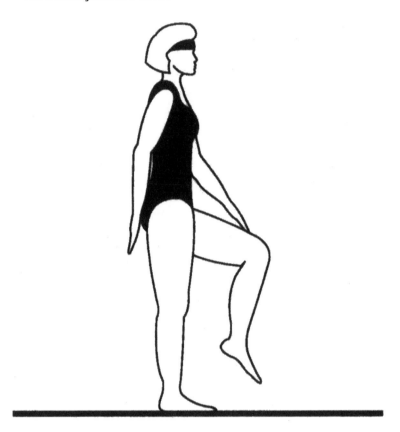

L'échauffement

Après avoir exécuté vos mouvements d'assouplissement, vous devez préparer vos muscles, vos articulations et votre cœur à l'action. Consacrez maintenant cinq minutes à l'activité que vous avez choisie (marche, vélo, natation) en la pratiquant en douceur, c'est-à-dire à un rythme beaucoup plus lent que vous avez l'habitude de le faire. Après ce laps de temps, vous serez prête à passer à l'action.

Le déconditionnement

Afin d'éviter un passage brusque de la période active à la période de détente, il faut déconditionner vos muscles, vos articulations et votre cœur dans le but de permettre à votre organisme de revenir à l'état de repos qui précédait votre activité physique. Pour ce faire, il suffit de continuer à pratiquer votre activité physique de plus en plus lentement pendant cinq minutes. Par exemple, si vous avez choisi la marche, ralentissez votre rythme et raccourcissez vos pas.

Encore la marche!

Vous vous souvenez que nous vous avons vanté, au début de cet ouvrage, les vertus de la marche et ses bienfaits tant sur votre physique que sur votre moral. Nous espérons que nous vous avons convaincue d'adopter ce mode d'activité physique et que vous continuerez à le pratiquer toute votre vie.

La marche comporte plusieurs avantages:

- elle est économique;
- elle ne requiert aucun équipement particulier si ce n'est de bonnes chaussures qui permettent d'amortir les coups;
- elle n'est pas dangereuse si vous respectez la fréquence maximale de votre cœur;
- elle mobilise plus de la moitié des muscles de votre corps;
- elle active vos métabolismes.

Si vous êtes une adepte de la marche rapide et que votre état physique vous le permet, elle vous permettra de brûler plus de calories. Votre dépense énergétique sera également plus grande si vous faites une randonnée pédestre en montagne, dans la forêt, dans la campagne ou sur tout terrain accidenté.

Et si la marche vous autorisait à manger davantage, sans grossir?

Ne cherchez pas d'excuses en vous disant que l'exercice stimule la faim; des recherches sérieuses ont en effet montré que ce n'était pas le cas.

Une marche faite d'un pas alerte avant un repas est utile à trois égards:

1. Elle augmente légèrement votre métabolisme, aidant ainsi à brûler les calories;

2. Elle permet d'utiliser le glycogène emmagasiné au niveau du foie et des muscles, laissant le champ libre aux hydrates de carbone que vous avez absorbés au cours de votre repas de se stocker sous forme de glycogène plutôt que de se transformer en graisse;

3. Elle aide à diminuer la faim. Oui, vous avez bien lu. Contrairement à ce que vous pensez, l'activité physique n'ouvre pas l'appétit. Plusieurs études menées dans le monde entier montrent que les personnes sédentaires mangent plus que celles qui font une activité légère.

Par contre, évitez de faire une marche trop intense après les repas, car elle provoquerait des crampes au niveau de votre estomac. Toutefois, une marche lente et paisible peut aider à la digestion et favoriser la combustion des quelques calories que vous auriez consommées en excès. Plus vous ferez de l'activité physique, plus vos muscles deviendront entraînés et plus ils utiliseront le sucre apporté par votre alimentation comme source d'énergie. Ainsi, ce glucose ne se dirigera pas vers votre tissu adipeux pour y être stocké.

Il y a trois choses importantes à connaître:

1. Une fois que vous avez atteint votre poids idéal, vous pouvez manger plus qu'une personne qui ne marche pas tout en restant mince;

2. Si vous faite 45 minutes de marche quatre fois par semaine, vous pouvez perdre au moins 9 kg (19,8 lb) par année;

3. Si vous éliminez le gras de votre alimentation et que vous mangez davantage de légumes et de fruits, vous perdrez vos kilos encore plus rapidement.

Il n'y a pas que la marche!

Si vous en avez le goût et que votre santé vous le permet, vous pouvez vous adonner à plusieurs autres activités physiques aérobiques qui vous permettront de perdre agréablement des kilos tout en favorisant une dépense énergétique plus élevée que la marche. Tout comme dans le cas de la marche, vous devez respecter quelques règles afin de faire certains exercices en toute sécurité.

- Il faut obligatoirement aimer l'activité choisie car autrement, vous l'abandonneriez après quelques semaines.

- Choisissez un exercice en fonction de votre état de santé et de votre condition physique. En cas de doute, demandez conseil à votre médecin.

- N'oubliez pas de faire vos exercices d'assouplissement, d'échauffement et de déconditionnement.

- Il est impératif que vous preniez votre pouls à chaque séance d'exercice.

- Ne vous laissez pas emporter par l'ambition ou l'émulation. En d'autres mots, ne vous défoncez pas; ainsi, vous serez certaine que votre pouls restera dans les normes permises. Si votre fréquence cardiaque est trop élevée, ralentissez afin d'éviter tout risque; si elle est trop basse, c'est-à-dire inefficace pour brûler vos graisses, faites un effort supplémentaire et reprenez votre pouls quelques minutes plus tard.

Si la marche vous satisfait pleinement et que vous en êtes heureuse, continuez dans cette voie et ne vous imposez rien d'autre. Par contre, si vous avez le goût de bouger différemment, ne vous limitez pas à un seul exercice dans votre programme de dépense énergétique. En voici quelques exemples.

La natation

Pour les personnes fortes et pour celles qui n'ont pas l'habitude de faire de l'exercice, la natation est considérée comme l'activité idéale. Tout d'abord parce qu'en apesanteur, les mouvements se font beaucoup plus facilement; ensuite, parce que les articulations ne sont pas sollicitées et écrasées par les kilos superflus. En outre, la dépense énergétique est appréciable, puisque les personnes fortes doivent faire des efforts supplémentaires pour avancer, pour flotter et pour vaincre la résistance de l'eau. La natation est bénéfique pour le système cardiovasculaire et pour raffermir tous les muscles du corps.

Le cyclisme

Le cyclisme vous enchantera parce qu'il est à la fois un excellent exercice et un passe-temps agréable. Il est avantageux, chez les personnes fortes, parce que le poids corporel est porté par un siège, soulageant et protégeant ainsi les articulations des membres inférieurs et du dos.

Le vélo d'appartement

Si le temps ou les intempéries ne vous permettent pas de pratiquer la bicyclette en plein air, le vélo d'appartement demeure une solution idéale pour continuer votre dépense énergétique. Cependant, un conseil: ne faites jamais de vélo en faisant face à un mur; la lassitude vous envahirait et vous ferait abandonner rapidement votre exercice. Profitez-en plutôt pour faire une autre activité; regardez une émission de télévision, écoutez une musique de votre choix ou encore lisez un livre ou un magazine.

L'aviron

Tout comme pour le cyclisme, le poids est porté par un siège et tout comme lui, il peut se pratiquer en plein air et en appartement. L'aviron, tout en permettant une très grande dépense énergétique, fait travailler les principaux groupes de muscles et favorise le développement du torse.

Le saut à la corde

Cet exercice méconnu peut vous rendre d'immenses services: tout d'abord en vous faisant dépenser beaucoup d'énergie, puis en vous permettant de le pratiquer en tout temps. Lorsque le temps est défavorable, en voyage, au travail pendant la pause-café, profitez de cet exercice simple et peu coûteux qui vous fera dépenser de l'énergie et améliorera votre condition cardiovasculaire. Pour éviter les blessures et les traumatismes articulaires, portez des chaussures qui amortissent les chocs. Pour les personnes fortes, l'avis du médecin est indispensable.

La course et le jogging

Avec ces sports, nous entrons dans la catégorie des grandes dépenses énergétiques. La course et le jogging ne sont pas accessibles à tous, et seul votre médecin peut vous autoriser à les pratiquer. Les adeptes de ces activités physiques doivent porter des chaussures munies de semelles absorbant les chocs et les pratiquer sur des terrains souples pour éviter des blessures aux chevilles, aux genoux, aux hanches et à la région lombaire.

Le ski de fond

Cette activité hivernale, en plus d'être agréable, vous permet de brûler beaucoup de calories; en outre, elle ne sollicite pas à l'excès les articulations. Tout comme l'aviron, le ski de fond fait travailler les principaux groupes de muscles et favorise le développement des muscles pectoraux.

Pourquoi ne pas maigrir en beauté?

Perdre du poids ne consiste pas uniquement à réduire le nombre des kilos, mais aussi se donner une meilleure santé et, pourquoi pas, une silhouette plus harmonieuse!

L'apparence physique dépend étroitement de l'état de votre système musculaire. Des épaules qui pointent vers l'avant, une poitrine qui creuse et un dos voûté sont souvent causés par un raccourcissement des muscles pectoraux. Ce défaut de posture peut être corrigé en étirant régulièrement les pectoraux et en tonifiant les muscles du dos. Une cambrure exagérée est souvent attribuable à un affaiblissement des abdominaux et à un raccourcissement des dorsaux. Les exercices de redressement du tronc peuvent prévenir et corriger ces difformités.

La perte de graisse s'accompagne souvent d'une réduction du volume des seins, qui sont constitués de tissus glandulaires et de tissus graisseux. La musculation ne peut donc pas augmenter le volume des seins; en revanche, le développement des pectoraux peut leur assurer un meilleur soutien et leur donner l'apparence d'une plus grande fermeté.

Pour vous aider à vous débarrasser de vos rondeurs indésirables, nous vous proposons un certain nombre d'exercices dont le but est de raffermir et de tonifier vos muscles. Ils ne requièrent pas d'appareils spéciaux, ils sont simples mais très efficaces. Il est recommandé de les exécuter après un exercice aérobique.

Si votre surplus de poids est important, la pratique de ces exercices vous sera impossible. Avant de vous lancer dans ce genre d'activité, attendez donc d'avoir perdu suffisamment de kilos et que vos articulations aient retrouvé davantage de souplesse.

Abdominaux (1ᵉʳ exercice)

Position initiale Allongée sur le dos, jambes fléchies, bras le long du corps.

Exécution Élévation du tronc en roulant la tête, le cou et les épaules. Revenez au sol en déroulant progressivement.

Respiration Inspirez en montant et expirez en descendant.

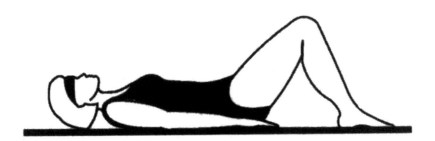

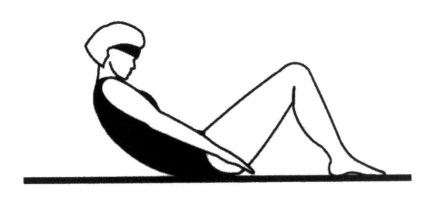

Abdominaux (2ᵉ exercice)

Position initiale Allongée sur le dos, jambes croisées et cuisses perpendiculaires au sol, mains jointes derrière la tête.

Exécution Élévation du tronc pour porter les coudes vers les genoux. Revenez lentement à la position initiale.

Respiration Inspirez en montant et expirez en descendant.

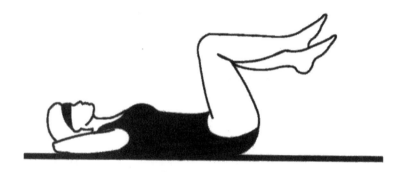

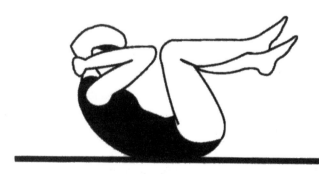

Hanches

Position initiale Allongée sur le côté droit, bras droit dans le prolongement du tronc, avant-bras droit fléchi en appui pour la tête, bras gauche en appui sur le sol, jambes tendues.

Exécution Élévation de la jambe gauche tendue, en évitant de basculer le bassin vers le haut. En position inversée, répétez le même mouvement pour la jambe droite.

Respiration Expirez en levant, inspirez en baissant.

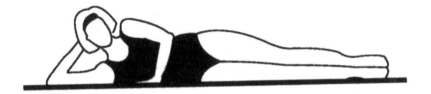

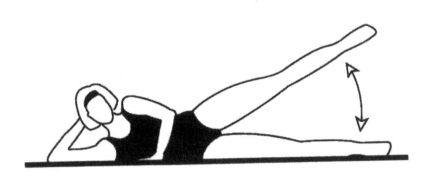

Fesses et dos (1ᵉʳ exercice)

Position initiale Allongée sur le dos, pieds en appui sur une chaise, cuisses perpendiculaires au sol, bras le long du corps.

Exécution Soulevez le bassin sans cambrer le dos, gardez cette position cinq secondes et redescendez. Répétez plusieurs fois.

Respiration Expirez en soulevant le bassin.

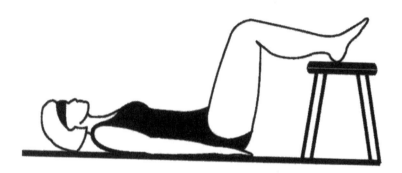

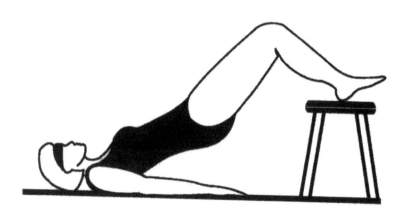

Fesses et dos (2ᵉ exercice)

Position initiale Assise, jambes allongées et en appui sur les bras.

Exécution Élevez le bassin en serrant les fesses mais sans cambrer le bas du dos. Gardez cette position pendant cinq secondes et redescendez.

Respiration Expirez en soulevant le bassin.

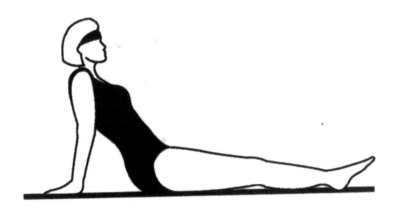

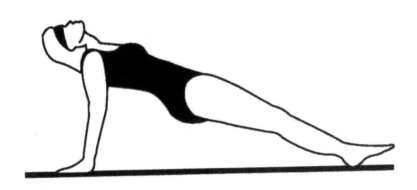

Fesses et dos (3ᵉ exercice)

Position initiale Allongée sur le ventre, jambes tendues et élevées à quelques centimètres du sol, tête et tronc toujours en appui au sol.

Exécution Croisez les jambes alternativement en haut et en bas.

Respiration Inspirez et expirez librement durant l'exercice.

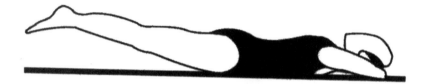

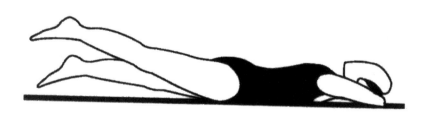

Cuisses

Position initiale À genoux, les fesses sur les talons.

Exécution Amenez lentement le tronc au-dessus des genoux, puis revenez à la position initiale.

Respiration Expirez en levant, inspirez en descendant.

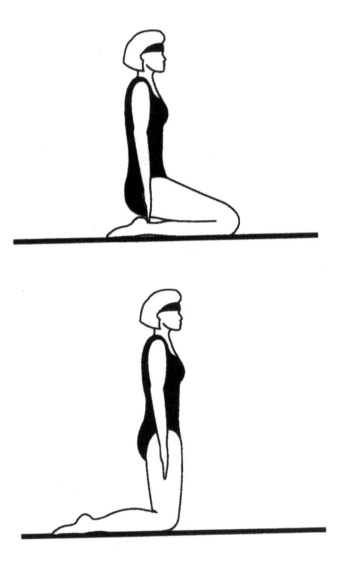

Pectoraux et bras

Position initiale Allongée sur le ventre, appui des mains à la hauteur des épaules, appui sur les genoux.

Exécution Flexion et extension des bras en gardant le tronc droit.

Respiration Inspirez durant la flexion et expirez durant l'extension.

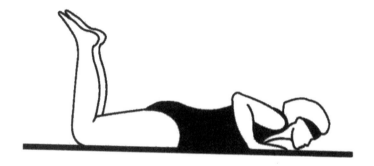

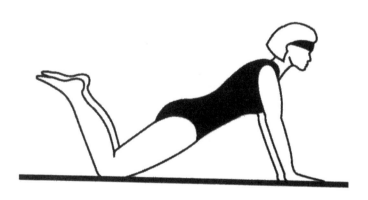

Mollets

Position initiale Debout, plante des pieds sur une planche de 3 à 5 cm (de 1,18 à 1,9 po) de hauteur.

Exécution Tout en gardant les jambes tendues, soulevez-vous sur le bout des pieds en gardant l'extension quelques secondes et en redescendant lentement.

Respiration Expirez en montant.

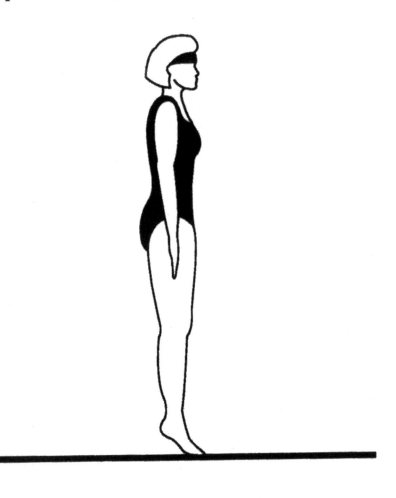

Fuyez l'inactivité

Beaucoup de gens grossissent parce qu'ils n'ont pas le goût de faire de l'exercice ou parce qu'ils n'en ont jamais fait; d'autres, bien qu'ils en aient déjà fait, ont abandonné la pratique de tout sport ou de toute activité physique par manque de temps, souvent à la suite d'une augmentation de tâches ou de responsabilités. Dans tous ces cas, il s'agit de briser un cercle vicieux en instaurant un programme de dépense énergétique régulier et permanent.

Si vous vous reconnaissez dans l'un de ces groupes, servez-vous de techniques qui vous feront fuir l'inactivité.

- Tout d'abord, évitez de côtoyer les personnes sédentaires. Leur présence vous incitera à la paresse et cette attitude vous fera grossir. Fréquentez plutôt des gens qui ont le goût de bouger.

- Si vous êtes crevée au retour du travail et que vous n'avez pas le goût de faire une longue marche ou de pratiquer un sport, planifiez votre dépense énergétique différemment. Au même titre que le sommeil et les repas, votre choix d'activité physique (marche, vélo, natation, etc.) doit faire partie des priorités quotidiennes. Si, pour différentes raisons, vous n'avez pas le goût de bouger après votre travail, levez-vous donc plus tôt et commencez votre journée par une bonne marche ou une séance de natation.

- Si votre travail vous appelle à l'extérieur, donc à voyager, que cela ne vous serve pas d'excuse pour demeurer inactive. Rien ne vous empêche en effet de faire une promenade et de visiter un quartier de la ville où vous vous êtes arrêtée. Un autre moyen pour continuer à bouger en voyage consiste à apporter une corde à danser et à faire vos exercices dans votre chambre.

Pourquoi faut-il bouger après avoir maigri?

Maigrir par le jeûne protéiné comporte de nombreux avantages dont l'obtention de résultats rapides. L'atteinte rapide du poids santé exige la mise en place d'une stratégie du maintien comme pour tout autre régime amaigrissant. Certes, vous connaissez l'importance de la diététique, mais, ne l'oubliez pas, la dépense énergétique demeure la condition *sine qua non* au maintien d'un poids normal. Comme nous l'avons déjà dit, il est assuré que toute personne ayant atteint son poids santé et qui n'intègre pas une activité physique au moins trois fois par semaine reprendra progressivement son poids initial. C'est ici que l'exercice régulier, même modéré, trouve son intérêt.

L'inactivité physique n'est peut-être pas la cause de l'obésité, mais elle ne peut servir qu'à l'entretenir en réduisant le mode de dépense énergétique le plus susceptible d'être modifié chez un sujet. **Les personnes qui ont une activité physique régulière et constante après leur perte pondérale stabilisent leur poids beaucoup plus facilement.** Il ne faut surtout pas oublier que vous dépensez moins d'énergie après avoir maigri, car vos muscles se fatiguent moins, ayant moins de poids à supporter. En faisant le même exercice au poids normal, vous brûlerez moins de calories que lorsque vous pesiez 10 kg (22 lb) de plus.

Ne faites surtout pas de l'exercice à court terme parce qu'en arrêtant, vous engraisseriez de nouveau rapidement. En effet, si votre métabolisme de base augmente avec l'activité physique, il diminue rapidement à l'arrêt. Par contre, si vos exercices deviennent une priorité à long terme et qu'ils favorisent le développement de vos muscles, cela devient fort intéressant. Ainsi, il a été démontré que vos muscles brûlent des calories même au repos. Si votre activité physique augmente votre masse maigre, vous dépenserez plus d'énergie et vous brûlerez donc davantage de calories.

Concoctez-vous un petit programme d'exercices physiques à votre goût et selon vos aptitudes que vous placerez dans les priorités de votre journée au même titre que le sommeil et les repas. Vous verrez comment le plaisir de rester mince et en forme vous facilitera les choses.

La modification du comportement

Rien n'est possible dans la vie sans motivation. Sans elle, vous ne pourriez vivre, évoluer, progresser ni aspirer au succès. S'il ne fallait compter que sur votre volonté pour maigrir, vous n'iriez pas loin. En effet, cette faculté, malgré ses grands mérites et les inestimables services qu'elle vous a rendus, pourrait flancher et vous laisser tomber. Appuyez-vous donc sur une valeur sûre, et la pierre angulaire de toute réussite repose sur **une forte motivation.** Toutefois, cette motivation, une fois bien choisie et bien établie, a besoin d'être entretenue, soutenue et solidifiée. La présente rubrique se propose de vous donner les instruments nécessaires et indispensables pour maintenir constamment une motivation forte qui vous mènera à votre objectif final, le maintien de votre poids santé.

La force et la puissance de votre motivation sont indéniables; elles vous ont permis de traverser votre période active et votre période de transition avec succès et sans faillir. Si vous avez atteint votre poids santé, n'attribuez surtout pas cette réussite à la méthode que nous vous avons proposée dans ce livre. **Le succès que vous avez obtenu n'appartient qu'à vous-même, et vous seule en êtes l'unique artisane.** Ce livre ne vous a fourni et suggéré que des instruments. C'est grâce à votre détermination et à votre désir de réussir que vous les avez utilisés.

Vous avez droit à toutes nos félicitations! C'est un grand jour pour vous. C'est peut-être le plus beau jour de votre vie.

Enfin, vous venez d'atteindre un objectif qui vous tenait à cœur depuis longtemps: **votre poids idéal.**

De plus, vous venez de passer avec succès à travers la difficile et délicate phase de transition.

Bravo! Vous avez gagné la première partie, et c'est une nouvelle vie qui commence.

Efforcez-vous maintenant d'avoir toujours une attitude positive à l'égard de la vie.

Entretenez votre détermination, votre motivation et votre désir de rester mince.

Organisez votre bonheur, puisque personne d'autre ne le fera à votre place.

Ne songez pas sans cesse aux raisons que vous avez d'être malheureuse, mais plutôt à celles que vous avez d'être heureuse.

Quand vous avez des ennuis, faites le point et efforcez-vous de trouver des solutions au lieu de compenser en mangeant.

Cessez de vous tourmenter au sujet de choses pour lesquelles vous ne pouvez plus rien.

Oubliez le passé, jouissez pleinement du présent et ne vous inquiétez pas outre mesure de l'avenir.

Votre réussite, c'est votre fierté

C'est un nouveau départ, c'est une vie nouvelle qui commence. Et cette vie nouvelle, vous ne la devez qu'à vous-même parce que vous avez mis toute votre énergie, tout votre cœur et tout votre courage pour la conquérir. **Vous pouvez être fière de vous et de ce que vous avez accompli parce que ce ne sont pas les autres qui ont fourni les efforts** à **votre place.** Vous avez maintenant le droit de vous applaudir et de vous féliciter vous-même.

La meilleure garantie de conserver votre poids, c'est la prise de conscience de vos possibilités de maigrir. Vous êtes forte et vous en avez fait la preuve. Autant vous détestiez votre image corporelle, autant votre réussite vous a permis d'augmenter et de faire grandir l'estime que vous avez de vous-même. Vous êtes maintenant convaincue que vous saurez ne pas engraisser de nouveau. Vos efforts ont non seulement été couronnés de succès, mais vous vous êtes prouvé à vous-même que vous pouviez entreprendre un projet sans subir l'échec.

L'importance de la psychologie

Avant de vous donner les instruments qui vous permettront de modifier votre comportement et d'adopter de nouvelles attitudes, nous aimerions vous parler de l'importance de la psychologie.

L'expérience clinique démontre l'obligation et les avantages d'inclure dans un programme d'amaigrissement et de maintien du poids un volet traitant des aspects psychologiques de l'obésité.

En effet, vu les dangers pour la santé associés à des fluctuations fréquentes de poids, il est important qu'un programme d'amaigrissement ait pour but ultime une modification du style de vie et un maintien du poids. Récemment, le National Institute of Health américain, dans une étude sur les méthodes d'amaigrissement, en est arrivé à la conclusion que les régimes basés sur une restriction calorique ne donnaient que des résultats temporaires et que malgré la multiplication et la vogue de ces régimes, les Américains continuaient inexorablement à grossir. Par contre, d'autres études ont montré que les programmes combinant nutrition, exercice et psychothérapie présentaient des résultats habituellement supérieurs à ceux qui se limitaient à un régime seulement parce que les facteurs psychologiques jouaient un rôle important dans l'obésité, tant sur le plan de la prise ou de la perte de poids que sur le plan du maintien.

Par exemple, il est indéniable que de vivre obèse dans une société qui valorise la minceur entraîne des répercussions importantes sur le plan psychologique. En effet, dès le début du XXe siècle, la culture occidentale a commencé à attacher de plus en plus d'importance à la minceur, de sorte que les personnes fortes ont progressivement été victimes de discrimination et jugées sur leur apparence plutôt que sur leurs capacités et leurs compétences. Conséquemment, cette attitude a eu des effets néfastes sur leur santé psychologique. Selon les professeurs Foreyt et Goodrick, cette attitude a mené à une situation telle que les personnes fortes, se sentant malheureuses et mal aimées, ont conclu que la seule façon d'être aimées et d'accéder au bonheur, se trouvait dans la voie de l'amaigrissement.

Ainsi, les personnes fortes sont constamment préoccupées par la minceur et par l'obligation de maigrir pour arriver à être acceptées par leur entourage, mais les échecs répétés consécutifs à leurs tentatives les isolent de plus en plus et les rendent malheureuses. Elles amorcent donc un cercle vicieux infernal qui ne les mène nulle part. Des études visant à tenter de comprendre pourquoi certains obèses mangent exagérément ont mis en lumière l'existence de variables psychologiques. La compréhension de leur impact sur le surpoids peut permettre de forger des outils pour aider à les contrôler.

Cela signifie-t-il qu'il faille passer par une thérapie pour maigrir et maintenir son poids? Il s'agit plutôt de s'ouvrir à l'idée. Lorsque nous n'en sommes pas au premier régime et que nos connaissances sur les bienfaits de l'exercice et de la saine nutrition sont à jour, d'autres facteurs, psychologiques ceux-là, nous empêchent peut-être de maigrir ou de maintenir le poids perdu.

Vivre obèse

Pourquoi entreprend-on un régime? Pour des raisons de santé? Pour le bien-être physique? C'est peut-être le cas, chez certaines personnes. Mais avant tout, c'est par souci d'esthétique que la majorité veut perdre du poids. Cela est particulièrement vrai chez les femmes. De plus, ce phénomène tend à s'observer chez les hommes, surtout chez ceux qui aspirent à s'élever dans l'échelle sociale. La minceur est de plus en plus considérée comme un indice positif de personnalité en ce qui a trait à l'engagement de personnel. Même sur le plan des relations interpersonnelles, au-delà d'un certain seuil, l'homme tend à douter de son pouvoir de séduction. Ce seuil est beaucoup plus élevé chez l'homme que chez la femme, où il se situe en deçà du poids normal. Selon une étude faite en 1974, 59 p. cent des étudiantes (âgées de 16 à 20 ans) dont le poids se situait dans les limites du «poids idéal» selon les standards, étaient insatisfaites de leur physique. Depuis, les cas d'anorexie et de boulimie ne cessent d'augmenter.

En réalité, le besoin d'être à tout prix mince, surtout pour la femme, rejoint celui de se conformer à l'idéal esthétique d'une société et d'éviter l'étiquette rattachée au non-respect de cette norme. **Être obèse, cela signifie bien souvent être laid, être mou, manquer de volonté, être paresseux, être incapable de se prendre en main...** Certes, on reconnaît bien que la personne obèse est joviale, bonne vivante, maternelle et forte. Ces qualités ne sont pas nécessairement celles qui permettent de se sentir séduisante et de le rester. Il fut un temps où, une fois mariées, les femmes se permettaient de relâcher leur contrôle sur leur apparence. Avec les divorces et les séparations, cela n'est plus possible. La femme se doit de demeurer attrayante jusqu'à près de 60 ans, si l'on en croit les exploits des vedettes de cinéma.

La tâche de la femme de devenir ou de rester mince n'est pas facilitée par son rôle dans la société. D'abord, la maison demeure encore le lieu privilégié où elle exerce son pouvoir, même si son pouvoir dans le monde du travail s'est accru. En effet, pour encore un grand nombre de jeunes femmes, l'épanouissement futur réside davantage dans le fait de trouver un compagnon et d'être mère, plutôt que dans l'atteinte du pouvoir, de l'autonomie et de la productivité. Or, «maison» est dans bien des cas associée à «relation avec la nourriture». En effet, les femmes sont en général celles qui nourrissent les autres, tant sur le plan physique que psychologique. Sa nourriture est souvent même pour elle une façon de communiquer plusieurs émotions: son amour, son attention, ses inquiétudes, ses angoisses, sa préoccupation au sujet de la santé et du bien-être de sa famille. Cette dimension de son rôle l'amène souvent à être celle qui est le plus longtemps en contact (épicerie, planification et préparation des repas et des dîners entre amis) avec le stimulus qu'elle devrait éviter. Voilà qui met une volonté à rude épreuve, surtout lorsqu'elle revient du travail, fatiguée de sa journée ou que ses activités ménagères et familiales l'ont épuisée.

L'obésité constitue donc une étiquette difficile à porter sans préjudice parce qu'elle véhicule un jugement sur la personne même de l'obèse, à propos d'un état qu'il ne peut même pas cacher. Aux frustrations vécues à cause de ce jugement de la société, vient se greffer celles du quotidien: fauteuils trop petits dans les restaurants ou les cinémas, tourniquets inadéquats dans les magasins, difficulté à s'habiller....

Le préjudice attribuable à l'étiquette d'obèse est important sur le plan psychologique, particulièrement si elle a débuté dans l'enfance ou à l'adolescence. À ces âges, l'obésité entraîne principalement une distorsion de l'image corporelle, des perturbations de l'estime de soi, du développement social et une obsession de la maigreur.

Distorsion de l'image corporelle

Une distorsion de l'image corporelle se caractérise par une image mentale d'un soi négatif qui persiste jusque dans la vie adulte, et ce, même après une perte de poids et le maintien d'un poids normal. C'est en quelque sorte une incapacité de se voir objectivement, de se trouver beau. **Une perturbation de l'image corporelle est normale à l'adolescence, mais sa durée est habituellement temporaire; chez l'adolescent obèse, elle se prolonge au cours de la vie adulte.**

L'enfance se caractérise par une augmentation graduelle de la taille et du poids. Ce rythme lent de croissance est associé, chez l'enfant, au sentiment d'avoir le contrôle de lui-même et de son environnement. Avec l'arrivée de la puberté, cette relation entre les diverses parties du corps et l'environnement change rapidement et temporairement; l'adolescent ressent une perte de contrôle de son corps. Il vit une période d'impuissance vis-à-vis de son corps et de son environnement. Puis, la croissance physique et le développement cognitif et psychosocial se stabilisent, permettant progressivement à l'adolescent d'évoluer d'une image corporelle idéale vers une image corporelle plus réaliste.

Chez l'enfant obèse, la puberté débute fréquemment plus tôt que chez les enfants de poids normal, souvent même avant la fin de l'enfance (de 9 à 10 ans chez les filles). Si les parents et l'enfant ont déjà fait des efforts pour venir à bout du problème et que ces efforts ont échoué ou que la perte de poids n'a été que temporaire, les échecs répétés feront naître chez l'enfant le sentiment d'être incapable d'atteindre le poids ou l'apparence physique désirés. Il s'ensuit que ces jeunes éprouvent un sentiment d'impuissance avant le début de la puberté. À l'adolescence, ce sentiment devient de plus en plus envahissant, mais l'adolescent obèse ne connaîtra pas, à l'instar de l'adolescent non obèse, une reprise graduelle de la maîtrise de soi et d'une image corporelle adéquate. Si, malgré tout, les adolescents obèses en reviennent à une vision plus réaliste d'eux-mêmes, leur image corporelle demeure celle d'une personne obèse.

La perturbation de l'image de soi

Le fait d'être perçu comme un être vilain, sans volonté, de se sentir coupable et de vivre des échecs fréquents dans la tentative d'atteindre un poids désirable entraîne dans bien des cas une baisse de l'estime de soi. En effet, l'obésité est un état impossible à dissimuler comme le serait un handicap physique, à la différence que **la personne obèse est tenue responsable de son état. Cette attitude de la société amène l'adolescent obèse ou l'adulte, à des degrés différents, à se dénigrer et à se détester.**

L'adolescent est particulièrement affecté. Il se sent dévalorisé par son obésité, et ce sentiment affecte son développement cognitif et psychosocial. Par exemple, à QI égal, le rendement scolaire d'étudiants mâles non obèses s'est révélé considérablement plus élevé que celui d'étudiants obèses. Impuissant à maîtriser son corps, l'adolescent obèse réalise ce sentiment d'impuissance dans d'autres secteurs de sa vie. Il en vient à douter de ses capacités dans d'autres domaines.

La perturbation du développement psychosocial

L'obésité rend les relations hétérosexuelles plus difficiles. Particulièrement pour les jeunes filles, l'adolescence est une période pour aimer et être aimées. L'adolescent obèse se retrouve bien souvent privé de cette expérience. Parfois, l'adolescente modérément obèse est très populaire sexuellement auprès des garçons parce qu'elle s'est développée plus rapidement, mais elle est rarement courtisée sur une base stable. Elle est plutôt reléguée à un rôle désexualisé de chaperon, de confidente dont on n'a pas à craindre la compétition.

Souvent isolé, l'obèse en vient à considérer son obésité comme la source de tous ses problèmes, à un point tel que dans bien des cas, il ne se rend pas compte que les personnes minces éprouvent elles aussi des problèmes de relations interpersonnelles, d'emploi, d'insécurité. Son obésité devient jusqu'à un certain point avantageuse et protectrice, stimulant l'acquisition de nouvelles compétences, de nouvelles stratégies d'interaction. L'obèse se cantonne alors dans une attitude irréaliste du type: «Quand, je serai mince ... je vais être courtisée, je vais avoir tous les amis que je veux, on ne me refusera pas d'emploi...» Parfois même, le poids est enfin perdu mais les attentes ne sont pas comblées parce qu'à la base, certaines habiletés manquent ou que le hasard ne le permet pas. Cet échec débouche souvent sur une reprise du poids perdu.

Les préoccupations excessives à l'égard de l'amaigrissement

Beaucoup d'énergie, de temps et d'argent sont investis, de la part de l'obèse, à essayer de nouveaux régimes, à se culpabiliser de ne pas les suivre, à s'engager dans une planification de toutes les situations où de la nourriture est en cause, à faire face aux regards d'autrui lorsque l'on est en maillot et que l'exercice est si important pour maigrir. Et puisqu'il se retrouve fréquemment isolé, cela lui fournit encore plus de temps pour le faire. C'est comme si l'obèse vivait en différé, c'est-à-dire que la vie est reportée à plus tard, quand il sera mince. Maigrir devient donc la clé ouvrant la porte sur l'épanouissement.

L'étiquette qu'on accole à l'obésité n'est pas vécue aussi négativement par tous les obèses. L'attitude des gens, de la famille, du milieu social à l'égard des personnes obèses est le facteur primordial responsable d'une hausse ou d'une baisse de l'estime de soi. Nous avons vu qu'en général les femmes vivent plus difficilement leur obésité, et qu'une obésité installée à l'enfance et à l'adolescence est généralement plus néfaste. D'autres facteurs entrent en ligne de compte: l'ethnie, la race, la religion ou le statut socio-économique. Selon les cultures, la morale véhiculée par la religion ou la classe sociale, les pressions sociales de l'environnement varient.

Un obèse qui évolue dans une société où l'obésité est acceptée ou considérée comme un signe de force et de santé pourra même se sentir valorisé et développer une bonne estime de lui-même. Par exemple, dans les communautés italienne et hispanique, aux États-Unis, l'obésité est souvent perçue comme un avantage pour la femme. Le pourcentage d'obésité y est d'ailleurs plus élevé. Autre exemple: il y a moins d'obésité chez les protestants que chez les catholiques et les juifs (par ordre croissant). Sans doute à cause peut-être de l'importance accordée par les protestants à la maîtrise des impulsions, l'obésité est perçue comme une sorte d'immoralité.

Vivre obèse peut entraîner des répercussions psychologiques importantes. D'autres aspects psychologiques de l'obésité sont reliés pour leur part aux causes de l'obésité et soulèvent la question: pourquoi certains obèses mangent-ils au-delà de leurs besoins physiologiques?

Devenir obèse: pourquoi moi?

Plusieurs travaux ont montré que la plupart des obèses ne mangent pas plus que les personnes maigres. Cependant, certains se suralimentent. Pourquoi? Selon les théories classiques d'inspiration psychanalytique et behaviorale, l'obésité est provoquée par l'usage de la nourriture à des fins non nutritives.

L'obésité serait une façon de faire taire une grande variété d'émotions perturbantes généralement vécues dans l'enfance :

- une manière de combler des besoins de dépendance non résolus ;

- une barricade contre le stress érigée pour compenser un sentiment d'infériorité ;

- l'expression d'un désir insatiable d'être aimé et le symbole d'impulsions destructrices réprimées, sentiments développés en réaction au rejet réel ou perçu de la mère ;

- une réponse aux normes et aux pressions sociales, une opposition à la perte de pouvoir et à l'abnégation de soi véhiculées par le modèle féminin traditionnel, un refus de se conformer à l'image de femme-objet imposée par la société.

Selon le modèle choisi (psychanalytique, adlérien, féministe, etc.), la nourriture est investie de significations autres que nutritives. La nourriture devient liée au désir inconscient d'être obèse, d'utiliser «sa graisse» pour se protéger, se materner, se désexualiser.

Tout le monde a affaire à des sentiments négatifs ; pourtant, tous ne recourent pas à la nourriture pour le faire. Pourquoi les obèses choisissent-ils la nourriture comme substitut ? Diverses explications sont possibles.

Un substitut à la dépression

Dans certains cas, pour compenser des sentiments de rejet face à son enfant parce qu'il est non désiré, ou plus simplement parce qu'elle est fatiguée, ou pour compenser son incompétence à discerner les besoins de son enfant, la mère se met à réagir à tous ses besoins par de la nourriture. L'enfant est donc encouragé à manger au-delà de sa faim, et ce, contre son désir. **L'enfant qui mange sécurise la mère mais au prix, pour lui, d'une grande confusion. Il devient incapable de distinguer entre les diverses sensations de son corps, y compris celles associées à la faim et à la satiété.** De plus, le fait d'être forcé à manger et d'être nourri sans égard à ses besoins lui donne l'impression qu'il ne communique pas adéquatement, qu'il a affaire à plus fort que lui. Se développent alors graduellement des sentiments d'impuissance, une faible estime de soi, la répression d'une hostilité contre le sujet sous forme de nourriture. **Il y a beaucoup de rage impuissante chez les obèses, et ce sentiment d'impuissance engendre bien souvent de la dépression. La nourriture devient alors un antidépresseur qui permet de puiser malgré tout dans la vie quelques satisfactions.**

L'obésité, comme substitut à la dépression, peut également résulter d'une circonstance environnementale traumatisante (deuil, échec important, déménagement, etc.). Par exemple, selon une recherche menée auprès d'adolescents, 53,8 p. cent des cas d'obésité étaient reliés à un événement déclencheur lié de près à la vie familiale (séparation des parents, maladie d'un parent ou de l'enfant, déménagement, etc.). Ce type d'obésité dit réactionnel n'est pas aussi grave qu'une obésité de longue date parce qu'elle est moins enracinée sur le plan relationnel.

Cependant, **toute forme acquise vers la fin de l'enfance et au début de l'adolescence** est sérieuse, car elle risque d'affecter négativement l'image de soi. Chez l'adulte dont l'image de soi est intacte, les conséquences de l'obésité sont moins tragiques. Il n'en résulte pas moins dans tous les cas des sentiments dépressifs et une détérioration du fonctionnement social. En effet, la perte permanente ou momentanée d'un objet, d'un amour, d'un soutien, à cause de circonstances qui échappent au contrôle de la personne concernée, est susceptible d'engendrer des besoins de dépendance accompagnés de sentiments d'impuissance. Par ailleurs, ces traumatismes peuvent également amener un changement du style alimentaire susceptible de favoriser un gain de poids. Pour ces raisons, dans les cas d'obésité réactionnelle, il importe de traiter également les problèmes sous-jacents.

L'équivalence entre l'obésité et la dépression est très contestée. Sans mettre en doute que l'obèse montre des signes de dépression, il y a lieu de s'interroger à savoir si la dépression observée n'est pas causée par l'obésité elle-même, c'est-à-dire par le fait de vivre dans une société qui rejette culturellement l'obésité, ou par le fait d'être au régime ou de vivre des échecs répétés. Nous avons vu précédemment que ce vécu pouvait susciter des sentiments dépressifs et une rage impuissante.

En effet, si l'obésité dissimule un état dépressif, ce trait devrait apparaître dans les tests psychométriques; or, ce n'est pas le cas. Les personnes obèses ne diffèrent pas des non-obèses comme groupe quant à l'ajustement psychologique global ou selon les résultats obtenus dans les tests de personnalité. Il n'y aurait pas de «personnalité obèse». Certaines personnes obèses peuvent avoir des problèmes psychologiques, mais les non-obèses aussi. Les obèses n'apparaissent pas fondamentalement moins volontaires que les non-obèses. Ce serait plutôt l'étiquette d'obèse qui affecterait leur estime de soi et leurs relations interpersonnelles.

La nourriture constitue peut-être dans certains cas un substitut à la dépression; il faut cependant chercher d'autres explications possibles.

Un conditionnement

Selon l'approche behaviorale, notre style alimentaire est appris comme les bonnes manières. Cet apprentissage va déterminer notre façon de manger, selon les gens que nous aurons observés, selon le climat dans lequel se seront déroulés les repas, selon les significations données aux aliments et la façon de réagir à ces divers stimuli. Rapidement ou lentement. Par petites ou par grosses bouchées. Pour fêter ou à l'occasion de maladies ou de deuils... Notre style alimentaire résulte donc de gestes appris, mais également d'idées préconçues, d'un langage intérieur appris (manger, c'est la santé ou c'est se faire plaisir...). Mais quel est le lien avec l'obésité?

Il arrive que des associations se font entre la nourriture et divers stimuli non reliés à la faim: finir son assiette pour ne pas gaspiller, un repas sans dessert c'est une journée sans soleil, faire plaisir à sa mère qui a mis temps, énergie et amour à préparer cette nourriture... Le réflexe de manger devient alors une réponse généralisée à une variété d'indices environnementaux et d'états émotifs autres que la faim. Une telle généralisation multiplie les occasions de manger, et les quantités ne sont pas toujours en relation avec les besoins physiologiques. La personne se suralimente et devient obèse.

Toutefois, les behavioristes se sont rendu compte que des non-obèses avaient des styles alimentaires semblables à celui d'obèses, tant sur le plan des gestes que des cognitions, sans en avoir les inconvénients. Comment expliquer cette différence? Selon plusieurs études, et sans pouvoir généraliser, **les personnes obèses seraient plus sensibles aux stimuli environnementaux et cette sensibilité multiplierait les occasions de manger.**

Sensibilité à l'environnement

Des études ont démontré que les personnes obèses mangent davantage que les non-obèses de nourriture appétissante. Ils sont moins intéressés à manger dans des réfectoires de collèges et préfèrent des cafétérias mieux aménagées. Ils fréquentent davantage les restaurants qui servent de la nourriture à volonté pour un prix fixe et mangent davantage d'aliments qui contiennent peu d'éléments nutritifs et beaucoup de calories parce que c'est bon. Comment expliquer ce phénomène? Aucune réponse définitive n'a encore été trouvée, et plusieurs explications ont été envisagées.

Le goût du régime occidental

La multiplication des produits alimentaires, le raffinement de leur préparation, résultats de meilleurs moyens de production et de conservation, ont rendu le régime alimentaire plus varié, plus raffiné et plus savoureux. Subséquemment, le régime des pays industrialisés s'est modifié: davantage de protéines animales riches en gras saturés et d'hydrates de carbone raffinés. Résultat: une épidémie d'obésité parce que le régime moderne a une densité calorique si élevée que le volume nécessaire pour satisfaire les besoins énergétiques est rapidement atteint, avant que les besoins en protéines, en vitamines et autres nutriments soient comblés. Il est donc difficile de s'adapter à une telle densité sans l'intervention chez l'humain de facteurs cognitifs, en l'occurrence une connaissance de sa valeur énergétique. Il est cependant encore plus difficile de résister au goût, surtout pour les obèses. Pourquoi?

L'état chronique de privation

Le fait d'être au régime, donc en état de privation psychologique, sinon physique d'aliments appétissants, pourrait expliquer cette situation. Habituellement, une personne connaît une diminution de la sensibilité au goût après l'ingestion d'une collation. Cela est vrai même pour les obèses, sauf lorsque ceux-ci sont au régime. Dans ces cas, lorsque ces personnes sont amenées, par manipulation, à «tricher», elles ont tendance à réagir par une consommation excessive de l'aliment non permis. Plus cette personne va être amenée à croire que cet aliment était riche en calories, plus la consommation va être élevée. Comme si perturber le contrôle exercé par la personne déclenchait une absence de contrôle temporaire. Voilà qui ressemble aux boulimies signalées par bien des obèses lorsque leur contrôle est mis en péril par une émotion soudaine.

Une telle boulimie s'observe également chez les personnes du poids normal ou maigre, tant du sexe féminin que du sexe masculin, lorsqu'ils sont à leur tour mis au régime, lorsqu'ils sont eux aussi en état de privation.

Il semble donc qu'une fois l'obésité acquise, peu importe les causes, le fait de devoir perdre du poids constituerait en soi un facteur susceptible de favoriser l'obésité.

Les personnes obèses seraient également plus sensibles aux stimuli extérieurs.

Une sensibilité aux stimuli externes

Il appert que certaines personnes seraient plus sensibles que d'autres aux stimulations de l'environnement. Tous les obèses ne le sont pas et plusieurs non-obèses le sont. Et ces non-obèses, mis dans un contexte stimulant sur le plan alimentaire, vont prendre du poids. Par exemple, dans un camp d'été pour enfants, tous les enfants classés comme extéroceptifs ont pris du poids.

Cette sensibilité serait en quelque sorte un trait de personnalité et ne s'appliquerait pas seulement à la nourriture. Il y aurait dans ces cas une plus grande sensibilité aux bruits extérieurs, aux émotions et aux exigences de l'environnement, une plus grande facilité à la distraction... L'environnement engendre un état d'excitation qui, chez certains, empêche l'organisme de différencier entre cette excitation et la faim, à moins que cette excitation ne rende plus conscient des satisfactions offertes par le monde extérieur. **Passer devant une chocolaterie après une engueulade avec son patron fait peut-être qu'on la remarque ou qu'on se rappelle qu'elle y est et qu'il y a là de bonnes choses à acheter.**

Les personnes modérément obèses sont davantage extéroceptives. Elles peuvent davantage atteindre un jour un poids souhaitable. Elles sont plus susceptibles d'être au régime. Hélas! être au régime implique, outre la privation, d'autres émotions tristes, mais également une bonne dose de positif.

Être au régime

Le seul fait d'être au régime engendre une foule d'émotions, tant positives que négatives.

Sur le plan positif, être au régime donne le sentiment de s'occuper de soi, de se prendre en main. Déjà, après quelques kilos en moins, s'expérimente la sensation de désenfler, de fierté d'avoir bien suivi le régime. Avec les kilos perdus qui s'accumulent, s'installent le sentiment d'être bien dans sa peau, le goût de l'activité, de s'habiller, de se faire belle. En somme, de sortir de son isolement, de pouvoir enfin montrer ce corps jugé disgracieux, de se sentir enfin du charme, de la séduction, de la personnalité. Car le stigmate associé à l'obésité (laideur, manque de volonté, manque de fierté, paresse...) est si intense que non seulement l'image corporelle est affectée, mais également l'estime de soi et le développement psychosocial. **Comment ne pas se sentir dévalorisé lorsque le contrôle de notre vie nous échappe? C'est précisément ce qui se produit lorsque la nourriture nous obsède et prend trop de place. Or, être au régime nous confère justement le sentiment d'être en contrôle.**

Par ailleurs, être au régime entraîne également un lot d'émotions négatives: sentiment de privation, d'injustice, de marginalité, de culpabilité et, dans bien des cas, peur d'un nouvel échec.

La nourriture étant pour plusieurs obèses un moyen de compenser la perte d'énergie engendrée par les stress quotidiens (ennui, anxiété, colère), être au régime prive la personne de ce mécanisme et crée un stress qui se traduit par une sorte de faim psychologique, que le but du régime empêche de satisfaire. Par principe, il est recommandé de ne pas déroger à son régime, une observance stricte étant même valorisée.

De plus, être au régime signifie faire le deuil d'un ami cher, de la bonne bouffe, et ce, pour toujours si on veut par la suite maintenir le poids perdu. C'est très déprimant, les deuils, surtout au profit d'une alimentation dite «saine» mais perçue comme ennuyeuse. Pas facile. Et puis, c'est injuste. Les gens non obèses, eux, mangent bien de tout ce qu'ils aiment! Pourquoi pas moi? Et pour toujours!

En outre, ce n'est pas facile de mener une vie sociale active tout en étant au régime ou de manger sainement en compagnie de gens qui s'en permettent. Alors, je dois m'isoler. Pour combien de temps? Et qui va m'apporter chaleur et amour? Si, en plus, nous sommes de ces gens plus sensibles à l'environnement...

Puis, être au régime attire l'attention. Les gens vous observent ou essaient de vous faire flancher. Si c'était un nouvel échec? Si je reprenais le poids perdu? Quelle honte! C'est sûr que je vais passer pour une «sans-volonté». Incapable de me prendre en main. Alors si je triche, quelle tragédie! Je me déteste! Suis-je incapable d'être forte? Pourtant, c'est impossible, je sais que j'ai des forces.

Dire qu'être obèse, c'était juste manger au-delà de ses besoins physiologiques!

Complexe, l'obésité! Que faire?

Plus complexe que prévu, l'obésité? L'exposé précédent peut paraître sombre, mais il se veut réaliste. Pas pour décourager, mais plutôt pour orienter une action. En effet, **en prenant conscience des diverses influences susceptibles d'affecter notre obésité, il devient possible de développer des mécanismes qui permettent d'en reprendre le contrôle.**

Chaque obèse est unique, et c'est en prenant conscience des particularités de son obésité qu'il est possible d'établir sur quels aspects psychologiques, s'il y a lieu, il aurait avantage à se pencher. Nous avons vu que le style alimentaire, l'étiquette d'«obèse», l'aspect compensatoire de la nourriture, être au régime ou extéroceptif constituaient les principaux facteurs de l'obésité. Selon les besoins, le psychologue se penchera donc sur ces divers points.

Le style alimentaire

Il n'y a pas vraiment de style alimentaire propre aux obèses. Il n'en demeure pas moins que certaines habitudes alimentaires peuvent favoriser l'obésité: manger trop rapidement, grignoter, manger devant la télévision. Des techniques et des stratégies ont été élaborées pour permettre une prise de conscience et une modification de ses habitudes alimentaires. Par exemple:

- certaines techniques visent à modifier le comportement cible en le remplaçant par de nouveaux comportements: parler à son voisin, manger de plus petites bouchées, déposer ses ustensiles après chaque bouchée;
- d'autres stratégies tendent à favoriser une prise de conscience des quantités et de la qualité des aliments consommés grâce à l'auto-observation. Prendre le temps d'écrire un journal de bord, soit au début de la journée ou du repas, pour décider ce que l'on va manger et vérifier, après coup, afin de surveiller ce

qu'on a réellement mangé. Surtout pas pour se sentir coupable! Il suffit de faire de meilleurs choix au moment du repas ou le jour suivant;

- d'autres personnes sont incitées à mieux organiser et à mieux planifier les activités reliées à la nourriture: faire l'épicerie le ventre plein, ne pas prévoir de restes...

- d'autres cherchent à remplacer l'acte de manger lorsqu'il n'est pas associé à une faim physiologique par d'autres activités satisfaisantes (aller au cinéma, au concert, aller marcher, rendre visite à quelqu'un...)

Étiquette: obèse

On entend parfois des gens dire d'un obèse attablé à un restaurant: «Comment peut-il manger cela, il ne s'est pas regardé?» Justement, si. Souvent, les personnes obèses sont leur pire juge et également celui des autres obèses. Elles ont intégré à outrance l'étiquette négative qu'elles portent. Il devient donc important de prendre conscience concrètement des effets sur nous: refus de se mettre en maillot, malaise dès que le sujet de la nourriture est abordé dans une conversation, dès que quelqu'un nous regarde intensément... afin de se rendre compte des blocages que cette étiquette occasionne et du pouvoir conféré au jugement d'autrui. Tant et aussi longtemps que nous n'avons pas repris en main notre pouvoir, le jugement porté par le milieu nous garde prisonnier de ses normes, nous forçant à manger. Donc, dans une première étape, il s'agit de prendre conscience de la nécessité d'agir et de vivre maintenant, de refuser de vivre en différé, quand nous serons minces, un jour, plus tard.

Une seconde étape consiste à développer une image corporelle plus réaliste, des attitudes plus positives et à se réapproprier le pouvoir. Pour ce faire, on utilise des exercices d'imagerie mentale d'un moi idéal (se regarder dans le miroir, prendre des photos de soi, imaginer comment l'on aimerait s'habiller ou se maquiller si l'on était mince), l'élaboration d'objectifs concrets permettant d'apprivoiser son corps ou ses nouvelles attitudes (amaigrissement progressif, oser des gestes nouveaux, etc.) Ces objectifs et leur contenu varient d'un sujet à l'autre, chacun concevant différemment ses besoins.

Se réapproprier le pouvoir, cela signifie en arriver à faire ses propres choix: décider qui nous voulons être, quel poids nous voulons atteindre, quel régime nous voulons suivre. Cela signifie aussi se permettre d'y déroger, et ce, sans sentiment de culpabilité, après avoir jugé que c'est le bon choix pour nous dans les circonstances. Pour pouvoir assumer l'entière responsabilité de nos choix, il importe de prendre conscience que c'est bien nous qui les faisons. **Il n'y a pas de pouvoir sans responsabilités.**

Une autre façon efficace de se réapproprier le pouvoir consiste à s'arrêter pour réfléchir avant de déroger ou dès qu'on sent un danger. Est-ce vraiment l'aliment dont j'ai besoin? En ai-je vraiment le goût? Est-ce que je peux attendre? Puis-je le remplacer par un autre ou par autre chose? J'ai déjà dérogé: est-ce que je me punis ou est-ce que je continue de me faire plaisir? Jusqu'à satiété ou est-ce que je mets une limite? Je fais un choix et j'accepte les conséquences.

Je ne suis pas esclave de la nourriture et des autres. Toute permission n'est pas forcément une débandade. S'il y a excès de permissions, les conséquences seront là et ce sera à la personne obèse de s'ajuster selon son tir en diminuant ces permissions ou en acceptant de peser davantage.

S'accorder des permissions

S'accorder des permissions est également un bon moyen de contrecarrer l'effet de privation suscité par la mise au régime. Lorsqu'il y a permission, le sujet maintient le contrôle de la situation. La perception n'est pas la même si la personne est amenée à abandonner son contrôle, en ayant l'impression de tricher; d'où un sentiment d'impuissance suivi d'une boulimie et d'un fort sentiment de culpabilité. **Lorsqu'il y a permission, la dérogation est habituellement raisonnable. La personne se sent fière de son choix.**

Être au régime et vouloir rester mince signifie également accepter de faire certains deuils, c'est-à-dire certains changements alimentaires. Ne faire aucun changement est presque impossible, à cause du rapport densité/volume. Il s'agit d'étaler ces deuils, des moins importants aux plus importants, de leur chercher un remplacement satisfaisant, d'évaluer ceux que l'on accepte de faire et ceux auxquels nous ne sommes pas prêts, de faire des tentatives d'élimination, d'agir, de faire des choix, d'être à l'écoute de ses besoins sans vouloir en être l'esclave.

Être au régime suscite également des sentiments de rébellion, d'injustice et de marginalité. Ces sentiments n'existent qu'en opposition à une norme extérieure à soi. Soyons réalistes. Prenons conscience que notre organisme n'est pas celui du voisin. Il a ses limites. De quel degré de rébellion avons-nous besoin? Si votre poids idéal est à 60 kg (132 lb), **peut-être y a-t-il moyen d'être rebelle autrement qu'en mangeant? Par exemple, en s'affirmant davantage dans d'autres domaines.**

La nourriture compensatrice

Dans le cas de la nourriture compensatrice, consolatrice, une première étape consiste à prendre conscience des gains, des manques, des peurs qui se cachent derrière la graisse, de connaître leur signification. Ainsi, être obèse m'empêche d'être séduisante et me protège donc contre l'éventualité d'être amoureuse ou d'être rejetée, même si une partie de moi aimerait être amoureuse. Je me sens trop fragile, je me perçois comme trop négative pour courir le risque. Il faut alors briser ce cercle vicieux. La personne obèse doit en arriver à agir, à courir des risques, à faire confiance à son pouvoir, à avoir des attentes réalistes, à être plus affirmative, à développer de nouvelles compétences interpersonnelles afin de cesser de se percevoir comme faible et impuissante, à rechercher des relations de dépendance qui la poussent dans les bras de personnes dominantes (ce qui la dévalorise), et à abandonner la protection que lui procure la graisse pour prendre une part active à sa destinée.

L'extéroceptivité

Si vous êtes de ces personnes qui ont une hypersensibilité à l'environnement, il faudra apprendre à vivre avec cette disposition d'esprit. Il n'y a pas encore de pilule pour y remédier. Comme c'est un trait de personnalité, les compétences acquises pour mieux dominer l'environnement pourront servir dans d'autres domaines (ainsi, se donner du temps pour entrer en contact avec ses besoins réels peut être valable avant de décider si on déroge ou pas à son régime, mais également avant de dire oui ou non à la demande de sortie de mon enfant). Peut-être qu'il y a lieu de regarder les avantages d'une telle situation. Par exemple, être davantage à l'écoute des besoins d'autrui nous permet de les remarquer et de pouvoir mieux y répondre.

Comment contrecarrer les inconvénients de l'extéroceptivité quand il s'agit de nourriture? Il faut se donner le temps de choisir avant de manger, organiser son environnement pour qu'il soit moins stimulant en cas de stress, se résoudre à demander le soutien des proches, apprendre à prévoir les écueils de l'environnement (par exemple, au restaurant, décider d'avance comment on voudrait que cela se passe). Il est toujours possible de se rajuster, de développer des techniques pour dire non aux autres, pour résister à leur influence (technique du perroquet). En somme, dire non à l'impuissance et oui à l'action, celle que nous aurons choisi de mettre en place pour briser les chaînes qui nous lient à la nourriture.

L'obésité et l'embonpoint présentent des ramifications psychologiques importantes qui rendent ardus l'amaigrissement et le maintien du poids perdu. De la détermination et des efforts sont des facteurs de réussite importants. Une meilleure compréhension de son état, de ce qui nous amène à trop manger présente aussi ses avantages. Au lieu de dépenser son énergie à s'imposer des contraintes, pourquoi ne pas l'employer à s'épanouir? S'imposer des contraintes est épuisant à la longue. S'épanouir est la source d'une énergie sans cesse renouvelée. Or, **mieux se connaître, développer des habiletés nouvelles, avoir du pouvoir sur sa vie et sur la bouffe sont des sources d'épanouissement.** Le soutien du psychologue dans cette démarche peut devenir un atout dans une équipe multidisciplinaire.

Les trucs du maintien

Tout le monde le sait, maigrir est plus facile que maintenir son poids. C'est pourquoi, si vous avez fait de multiples tentatives infructueuses, vous devez à tout prix fourbir vos armes pour éviter un nouvel échec qui alimenterait votre éternel cercle vicieux.

Dans le but de vous fournir le plus d'instruments possible pour conserver votre poids, nous allons maintenant vous offrir des **Trucs minceur** adaptés à votre **programme de maintien. Nous vous conseillons de lire ces trucs fréquemment et de consulter tous les jours ceux qui correspondent le mieux à vos besoins et à votre personnalité.**

Remettez toujours à plus tard ce que vous pouvez faire maintenant.

Avoir des goûts est tout à fait naturel. Avoir des envies est bien humain.

Mais manger ou boire quand on n'a ni faim ni soif est parfois bizarre et souvent anormal, surtout si ce geste nous amène à consommer des aliments ou des boissons à calories vides.

Pour éviter de faire des gestes semblables, nous vous proposons un truc très efficace: «**pas maintenant, plus tard...**»

La prochaine fois que vous aurez envie de manger ou de boire entre les repas des aliments qui font engraisser comme du chocolat, des croustilles, des confiseries, des gâteaux, rappelez-vous cette phrase: «**pas maintenant, plus tard...**»

Par conséquent, lorsque le goût vous prendra de grignoter, ne le faites pas immédiatement, dites-vous plutôt que cela peut attendre 2, 5 ou 10 minutes. Dites: «**pas maintenant, plus tard...**»

Vous constaterez qu'il y aura de fortes chances pour que vous oubliiez de le faire. Et ce court laps de temps sera très utile et très bénéfique, puisqu'il deviendra un moment de réflexion sur l'utilité de l'acte que vous vous apprêtez à faire. Vous devriez vous poser plusieurs questions:

- L'aliment que j'ai le goût d'aller manger est-il réellement essentiel à ma vie? Honnêtement, vous répondrez: «Non.»

- **Est-ce que par hasard je ne vais pas calmer mes émotions?**

- Ne serait-ce pas pour imiter ou pour suivre les autres que je me prépare à aller chercher quelque chose à manger?

Toutefois, si vous jugez, après le temps d'attente que vous vous êtes imposé, qu'il n'y a aucune raison pour que vous ne mangiez pas votre morceau de chocolat, n'hésitez pas et mangez-le. Vous vous éviterez ainsi une frustration supplémentaire. Par contre, si vous mettez en pratique le truc: «**pas maintenant, plus tard...**», vous vous apercevrez qu'il y a peu de chances pour que vous y succombiez. Ce petit exercice vous apprendra à contrôler vos envies, à discerner vos besoins réels des faux, à devenir maître de votre personne.

Conséquemment, chaque fois que vous viendra l'envie de grignoter, prenez la bonne habitude de vous dire: «pas maintenant, plus tard...»

Mangez, mais ne faites que ça

Chez plusieurs personnes, dont vous peut-être, certaines activités, certains moments de la journée ou certaines situations semblent stimuler la faim. L'acte de manger survenant toujours à l'occasion de ces événements, ceux-ci vous donneront donc la sensation que vous avez faim et envie de manger. Si vous avez l'habitude de manger en regardant la télévision et que cet événement est répétitif, cela signifie que chaque fois que vous regarderez la télévision, cette situation créera un besoin de manger, et vous deviendrez prisonnière d'un autre automatisme. C'est ainsi que naîtront également vos habitudes de grignotage et les conséquences pondérales que vous connaissez bien.

Il est donc important que vous sépariez l'acte de manger de toute autre activité.

Quand vous mangez, efforcez-vous de ne rien faire d'autre. Rappelez-vous que l'acte de manger mérite toute votre attention et, surtout, tout votre respect, puisque c'est grâce à lui que votre vie existe, que les cellules de votre organisme se renouvellent, que l'énergie vous est fournie et que vous pouvez perpétuer la vie.

Évitez de créer des automatismes

Si vous mangez en regardant la télévision, non seulement vous risquez de créer un automatisme, mais cet événement vous distraira aussi de l'acte de manger.

Tout le monde s'accorde pour dire que manger est un plaisir. Si vous mangez en même temps que vous faites une activité, non seulement vous perdez plaisir à l'acte de manger, mais vous grossirez aussi parce que vous ne prenez pas conscience du fait que votre faim est comblée et que vous mangez au-delà de vos besoins.

Vos pensées n'étant plus distraites par d'autres activités, préparez-vous donc des plats appétissants que vous dévorerez des yeux avant de les savourer avec plaisir. Vous aurez alors cessé de prendre votre corps pour une poubelle.

Lorsque vous mangez, ne faites que ça; de la sorte, vous ne risquez pas de créer un réflexe qui vous fera automatiquement grossir.

Mangez toujours au même endroit, c'est une priorité

La plupart des gens aux prises avec un surplus de poids mangent n'importe où: sur le coin d'un comptoir, debout, en marchant, dans leur lit ou au salon. Les endroits comme les événements peuvent être associés à l'acte de manger et créer un automatisme susceptible de faire grossir.

Il importe que vous choisissiez un lieu dans votre foyer que vous consacrerez uniquement à l'acte de manger et à rien d'autre. Il est logique et normal que ce soit la cuisine ou la salle à manger. Vous devez donc créer un lien entre ces pièces, la table qui s'y trouve et l'acte de manger. De plus, **concluez une entente avec vous-même selon laquelle vous ne mangez que lorsque vous êtes assise à la table.** Vous éviterez donc de manger devant la télévision, dans votre voiture et à votre bureau de travail.

C'est en réservant un endroit spécifique à l'acte de manger que vous éviterez de manger en tout temps et en tout lieu.

L'importance du carnet alimentaire

Modifier votre comportement consiste à maximiser votre fidélité à votre programme d'amaigrissement en favorisant une meilleure alimentation et une dépense énergétique accrue. Son objectif est de favoriser un changement graduel et permanent de votre mode de vie. Pour ce faire, vous devez gérer vous-même votre changement de comportement. D'après les professeurs Colvin et Olsen, ce système d'autogestion est considéré comme la meilleure stratégie pour maintenir votre poids.

Pour suivre à la piste vos habitudes alimentaires et votre dépense énergétique, un carnet est l'instrument idéal pour contrôler votre autogestion.

Un des pionniers du traitement de l'obésité, le docteur Peter Lidner, qui avait lui-même vaincu un problème de poids, portait toujours sur lui un carnet dans lequel il notait chaque jour les aliments qu'il ingérait. Il proclamait que c'était un instrument indispensable au maintien de son poids.

Le carnet alimentaire (voir le tableau ci-dessous) est un instrument de mesure et d'évaluation des différentes étapes et composantes de votre comportement alimentaire. Pour modifier celui-ci de façon durable, il faut que vous ayez une idée précise de vos relations avec la nourriture. C'est pourquoi nous vous demandons de noter quotidiennement certaines caractéristiques de votre comportement alimentaire: quand, où, comment, avec qui et dans quel état vous vous sentiez au moment où vous vous alimentiez.

Aliments et quantité	Heure et activité	Sentiments et émotions	Où et comment
1 café bien sucré 1 croissant	7 heures, en lisant le journal	En vitesse, parce que en retard	Debout, sur le coin du comptoir
1 gâteau	10 h 30 préparation d'une réunion	Anxiété et stress	Debout au bureau
1 sandwich 1 pavé 1 café sucré	12 h 15 lecture d'un document	Préoccupation	Assise à la cafétéria
1 apéritif 1 paquet de croustilles	18 h réunion amicale	Convivialité, climat de détente	Bistro

L'utilisation de la technique du carnet alimentaire vous permet de mettre en évidence les différents éléments de votre comportement alimentaire, éléments sur lesquels vous pouvez agir en les modifiant pour favoriser le maintien de votre poids santé. L'analyse personnelle de votre carnet alimentaire constitue un maillon important de votre autogestion. À l'occasion, ou quand vous en sentez le besoin, votre médecin ou votre diététiste peut participer à son analyse et vous prodiguer ses conseils.

Le stress fait-il grossir?

Tout le monde, sans exception, est soumis au stress quotidien: l'appréhension d'une nouvelle, la pression au travail, la maladie d'un être cher, les problèmes familiaux, les relations interpersonnelles. Nous subissons tous, tôt ou tard, l'intensité affective d'un deuil, d'un divorce, d'une grande joie ou d'une peine profonde. Nous ne pouvons vivre sans stress puisque sans lui, il n'y aurait ni mouvement ni évolution.

Le stress fait donc partie de notre existence; c'est un état qui peut aussi bien avoir été provoqué par une joie que par une peine. Le professeur Hans Selye a montré que la réponse de l'organisme reste toujours la même: le cœur bat plus rapidement, la tension artérielle augmente et les glandes surrénales produisent les hormones du stress. Le stress est l'image même de l'adaptation de l'homme à son milieu et aux événements qui peuvent s'y produire.

Souvent, nous mangeons pour contrer, pour contrôler ou pour oublier le stress; étant donné que l'acte de manger crée une sensation de plaisir, il est tout à fait normal que nous ayons tendance à manger quand nous sommes nerveux, anxieux, dépressifs ou perturbés. Et si nous continuons à utiliser la nourriture chaque fois que nous faisons face à un stress, nous verrons apparaître un automatisme: **«je suis stressée, donc je mange.»** À première vue, tout semble baigner dans l'huile, puisque nous éprouvons du plaisir chaque fois que nous voulons éliminer une situation de stress. Malheureusement, cette attitude favorise un gain de poids. À court terme, nous en tirons un avantage mais à long terme, nous grossissons et nous affectons notre santé.

Pour rompre cet automatisme, il faut apprivoiser le stress et, surtout, apprendre à dissocier le lien intime qui existe entre le stress et l'acte de manger. Le prochain truc nous fera voir comment consommer le divorce entre le stress et la nourriture.

Pour résister à une tentation, adonnez-vous à des activités non alimentaires

Il n'est pas facile de survivre à une tentation, surtout quand celle-ci est devenue un automatisme. **Le lien puissant tissé entre les émotions et la nourriture rend souvent très difficile, voire impossible, la résistance à la tentation.**

Pour certaines personnes, attendre que la tentation passe suffit à ne pas y succomber. En revanche, pour plusieurs, le principe «**pas maintenant, plus tard...**» ne suffit pas, et il faut recourir à une autre technique. Une des techniques les plus efficaces est le remplacement de la nourriture par une activité non alimentaire. Selon les professeurs Katch et McArdle, le recours à une autre activité est un apport utile dans la modification du comportement au cours d'une cure d'amaigrissement.

Le principe de l'activité non alimentaire consiste, lorsqu'on ne peut absolument pas résister à l'acte de manger, à substituer une activité positive. Par conséquent, face à une tentation, faites quelque chose d'autre, c'est-à-dire une activité incompatible avec la nourriture.

Toutefois, plusieurs conditions doivent être réunies pour que votre activité non alimentaire soit efficace.

- Vous devez être capable de pratiquer cette activité en quelques secondes; en effet, votre désir de manger ne mettra pas plusieurs minutes à vous faire succomber.

- Cette activité doit être facile d'exécution et ne pas exiger de longs préparatifs. Si vous décidez de faire du saut à la corde, il ne faut pas que vous soyez obligée d'aller chercher votre corde chez votre voisine.

- Cette activité doit être facile à pratiquer et ne doit pas exiger un temps de réflexion long.

- Elle doit obligatoirement être agréable. Son exécution doit susciter un sentiment de joie, de plaisir et de grande satisfaction.

- Enfin, cette activité doit correspondre à vos goûts personnels, à votre culture, à votre éducation.

Donc, s'il survient une situation intenable où votre désir de manger est inévitable et incontournable, adonnez-vous à une activité non alimentaire. Établissez dès maintenant une liste d'activités qui vous serviront de solutions de rechange.

Pour vous orienter dans votre choix, voici plusieurs exemples d'activités simples et praticables en l'espace de quelques secondes ou de quelques minutes:

- Rendez votre chien heureux, allez faire une promenade avec lui;
- Ouvrez votre téléviseur et regardez une émission intéressante;
- Allez au cinéma;
- Faites de la couture ou de la broderie;
- Faites un jeu de patience;
- Changez les meubles de place;
- Brossez-vous les dents;
- Faites une randonnée à bicyclette;
- Planifiez vos vacances;
- Lisez un livre passionnant;
- Écrivez une lettre;
- Sortez et baladez-vous dans un endroit agréable;
- Décorez une pièce;
- Écoutez de la musique qui vous enchante;
- Allez visiter un musée;
- Achetez un nouveau magazine;
- Sortez acheter des plantes;
- Commencez un tricot;
- Prenez une douche;
- Pratiquez votre passe-temps favori;
- Jouez d'un instrument de musique;
- Accomplissez une œuvre charitable;
- Promenez-vous dans un parc;

- Regardez de vieux albums de photos;
- Ouvrez la radio et écoutez une émission qui capte votre attention;
- Téléphonez ou allez vous inscrire à des cours;
- Allez travailler dans votre jardin;
- Faites votre lessive;
- Lavez-vous les cheveux;
- Écoutez un disque qui vous plaît particulièrement;
- Peignez un tableau;
- Lavez votre voiture;
- Faites des exercices;
- Allez vous acheter un cadeau;
- Faites rire quelqu'un;
- Jouez aux échecs, aux dames, aux cartes;
- Sortez faire du lèche-vitrines;
- Allez rendre visite à une voisine;
- Faites un arrangement floral;
- Faites des mots croisés;
- Jouez à un jeu avec des enfants;
- Prenez un bain chaud et lisez;
- Allez ramasser des coquillages;
- Allez à un concert ou au théâtre;
- Prenez une feuille blanche et inscrivez d'un côté tous les avantages que vous avez retirés de votre cure d'amaigrissement et de l'autre, tous les désavantages que votre surplus de poids vous amenait;
- Écrivez tout ce que vous ressentez;
- Téléphonez à une personne en qui vous avez confiance et qui est en mesure de vous aider, de vous comprendre, de vous conseiller et de vous encourager.

En revenant de votre travail, occupez-vous!

Beaucoup de personnes, au retour du travail, sont en proie à une faim de loup et se précipitent immédiatement dans la cuisine pour y grignoter une bouchée.

Si vous faites partie de cette catégorie, votre attitude peut s'expliquer de plusieurs façons. Il se peut que ce soit une habitude que vous vous êtes créée depuis fort longtemps et dont vous avez du mal à vous départir. Il se peut aussi que pour évacuer la pression du stress de votre journée de travail, vous utilisiez la soupape de la nourriture (manger étant un plaisir). Il se peut également que dès que vous mettez le pied dans votre foyer, celui-ci soit un milieu hostile par l'atmosphère qui y règne ou par la présence d'une personne ou d'une situation conflictuelle, et que vous choisissiez de grignoter pour oublier la réalité.

Pour écarter votre attention du garde-manger ou du réfrigérateur, adonnez-vous à une activité non alimentaire:

- Changez de vêtements;
- Dépouillez votre courrier;
- Lisez un journal;
- Regardez les nouvelles à la télévision;
- Faites une promenade.

Vous vous rendrez compte, après un certain temps, que l'heure de votre dîner est déjà arrivée.

Donnez-vous le temps

Chaque fois que vous entreprenez quelque chose, vous vous fixez un objectif. Mais encore faut-il qu'il soit atteignable et réalisable pour que vous ne soyez pas déçue.

N'essayez donc pas de changer trop d'aspects de votre comportement à la fois. De nombreuses personnes ont tendance à vouloir changer toute leur vie en une seule journée.

Allez-y calmement et progressivement. Ne vous bousculez pas. Autrement, vous vous mettriez dans un état de stress qui vous conduirait inévitablement à l'échec.

Pour réussir pendant votre période de maintien, vous devez accorder une attention beaucoup plus grande à votre comportement qu'à votre poids, sinon il sera impossible de conserver un poids idéal pendant une période prolongée.

Tout en y allant graduellement, choisissez certains éléments de votre comportement que vous croyez possible de modifier, en vous rappelant toujours que c'est avec de petits gains que vous pourrez obtenir de grandes victoires.

Ne tentez pas le diable

Maintenir son poids idéal, c'est ordonner et planifier, mais c'est surtout prévoir.

Vous faites face à un nombre suffisamment élevé de facteurs et d'éléments «sollicitants» (télévision, radio, panneaux-réclames, affiches, journaux, magazines) qui vous incitent à manger, sans que vous en ajoutiez davantage à la maison.

Évidemment, si vous laissez un plat de croustilles ou de noisettes bien en vue sur le comptoir de la cuisine ou sur une table près du fauteuil où vous regardez la télévision, vous vous exposez à bien des ennuis. De même, si vous conservez les biscuits de votre mari à la vue, dans un contenant transparent, vous risquez fort d'y succomber.

Moins vous verrez un aliment, moins vous y penserez et moins vous risquerez de le manger. Loin des yeux, loin de la bouche. Aidez-vous en prenant certaines précautions:

- Conservez tous les aliments hypercaloriques sur la tablette le plus élevée de votre garde-manger, en arrière d'autres aliments;

- Rangez-les dans des contenants opaques;
- Évitez le plus possible d'acheter vous-même des aliments hypercaloriques;
- Ayez toujours à portée de la main une assiette de crudités ou un plat de fruits.

Contrôlez les circonstances susceptibles de vous faire flancher

Bon nombre d'événements sont associés à l'acte de manger, et plusieurs circonstances peuvent vous inciter à manger. Le professeur Kelly Brownell de l'Université de Pennsylvanie vous donne cinq trucs pour contrôler votre appétit lorsque vous êtes exposée aux aliments.

1. **Enlevez le plat de service de la table.** Immédiatement après vous être servi une portion, enlevez le plat de service de la table; autrement, vous vous attireriez des ennuis.

2. **Levez-vous de table après avoir fini de manger.** Cette attitude impolie et antisociale peut aider grandement certaines personnes au régime, puisqu'elle contribue à réduire le contact avec les aliments et les circonstances qui portent à manger. Si vous devez faire ce geste, quittez la table gentiment et retirez-vous dans un endroit plus sécuritaire.

3. **Servez-vous et mangez une portion à la fois.** Si vous désirez manger deux tranches de pain grillé, faites-en une et mangez-la avant de préparer la seconde. Si vous avez le goût de manger un yogourt, mettez-en la moitié dans un plat et retournez chercher l'autre moitié si vous désirez toujours la manger. Si vous constatez que vous n'avez plus faim, vous n'aurez pas à aller chercher l'autre moitié.

4. **Utilisez le truc du cinq minutes.** Attendez cinq minutes avant de vous servir une portion supplémentaire.

Ainsi, vous mangerez plus lentement et réfléchirez sur la pertinence de vous servir à nouveau.

5. **Évitez, dans la mesure du possible, de préparer les aliments.** Tentez de déléguer la tâche de cuisiner pour la famille à votre mari et habituez vos enfants à préparer eux-mêmes leur repas pour l'école.

Apprenez à gérer votre stress

C'est une analyse et une approche irréaliste et subjective des faits et des événements qui donnent lieu à des émotions et à des comportements inappropriés, tandis que c'est une pensée et un jugement rationnels qui mènent à des émotions et à des comportements appropriés. Supposons que vous adoptiez une attitude de méfiance face aux retards de votre mari et que vous concluiez qu'il vous trompe, alors que des faits évidents montrent que son patron lui demande de clore un dossier important dans les plus brefs délais. Vos émotions et votre comportement sont donc inappropriés, car vos pensées sont subjectives et irréalistes. Votre attitude peut devenir génératrice de stress, et il est possible que vous utilisiez la nourriture pour le contrôler, étant donné que vous retirez un plaisir de l'acte de manger.

Pour favoriser des émotions appropriées et pour éviter une situation conflictuelle et, par le fait même, un état de stress, efforcez-vous d'appuyer vos pensées sur des faits objectifs plutôt que sur des impressions subjectives.

Soyez polie tout en vous affirmant

Tout se déroule à merveille. Vous vous adaptez facilement à votre régime de maintien. Vous êtes de plus en plus heureuse de votre aspect physique et de votre bien-être, et vous avez de plus en plus le goût de rester mince.

Avec raison, vous ne refusez aucune occasion de sortir. Vous acceptez les invitations au restaurant, vous suivez vos amis dans les réceptions, vous rendez visite à votre famille et vous allez même en voyage. Il existe cependant, comme vous le savez très bien, de bonnes gens qui essaieront, par tous les moyens, de vous faire déroger à votre régime. Dans ce cas, rassurez-vous, il existe un moyen de vous en sortir. Si jamais l'une d'entre elles ou même plusieurs s'avisaient de vous faire flancher en vous disant, par exemple: «Prends un verre, ce n'est pas ça qui va te faire engraisser!», utilisez **le truc du perroquet**.

Cette méthode est très efficace et très simple. Face à quelqu'un qui vous sollicite, répondez, sans agressivité et de façon polie, par la même phrase. Choisissons, par exemple, la plus facile: «**non, merci.**» Cependant, cette méthode n'est valable qu'à cinq conditions:

1. Votre répartie doit être rapide: il ne doit s'écouler qu'une fraction de seconde avant que vous disiez: «**non, merci.**»

2. Vous devez prononcer clairement et avec autorité: «**non, merci.**»

3. Votre voix ne doit pas changer d'intensité: «**non, merci.**»

4. Vous ne devez changer aucun mot à votre phrase: «**non, merci.**»

5. À chacune des sollicitations, vous devez répéter: «**non, merci.**»

Soyez assurée que si vous respectez les cinq conditions que nous venons d'énumérer, vous désarmerez rapidement, en quelques secondes ou en quelques minutes, quiconque se sera acharné à vous faire flancher.

Si, d'emblée, vous n'avez pas l'habitude d'être ferme dans vos réponses, essayez de prévoir toutes les situations où vous pourriez être sollicitée et pratiquez vos réponses.

Dialoguez avec votre conjoint

Qui d'autre que votre conjoint est davantage en mesure de vous épauler dans votre cheminement vers la stabilisation de votre poids? Votre conjoint, nous osons l'espérer, fait partie de votre entourage positif, c'est-à-dire des gens sur qui vous pouvez compter pour vous soutenir et, éventuellement, vous réconforter. Avant de commencer votre cure, demandez-lui son aide et, surtout, montrez-lui comment vous aider. Il ne doit pas s'ériger en juge devant vos velléités et vos faiblesses, mais il doit plutôt devenir un fidèle conseiller. C'est lui qui peut collaborer au choix d'un restaurant. C'est lui qui, devant un buffet, peut vous aider à opter pour certains aliments plutôt que pour d'autres. C'est lui qui, dans une situation difficile, peut vous aider à trouver des solutions et à faire des compromis. Enfin, c'est lui qui, par sa compréhension et sa collaboration, peut devenir une des pierres angulaires de votre réussite.

Êtes-vous réellement mince?

Plusieurs personnes atteignent leur poids idéal sans pour autant prendre conscience de leur minceur et se rendre compte qu'elles ont perdu plusieurs kilos. Même une fois soulagées de 15 kg (33 lb), certaines femmes se perçoivent aussi grosses qu'elles étaient au début de leur cure.

Leur difficulté à accepter leur nouvelle image corporelle provient, la plupart du temps, du changement trop subit de cette image, de la peur d'un nouveau corps devenu trop attrayant et donc sujet à des sollicitations, et de la perte d'une barrière qui les protégeait d'un monde extérieur hostile à leurs yeux.

Prenons l'exemple de l'homme d'affaires bedonnant pour qui la corpulence était utile, puisqu'elle lui servait à s'imposer devant ses confrères et à assurer ses succès. Maintenant qu'il est devenu mince, sa personnalité n'est plus la même, il se sent désarmé devant les autres et ses succès en affaires sont plus difficiles. S'il n'arrive pas à assumer sa nouvelle image corporelle par des pensées et des attitudes positives, il retrouvera son poids initial en peu de temps.

Prenons maintenant l'exemple classique et fréquent d'une jeune femme bien enveloppée, jolie, enjouée et considérée comme un boute-en-train et dont la grosseur ne suscite ni l'intérêt ni l'empressement du sexe opposé et dont la nudité, n'ayant rien du corps de Vénus, ne déchaîne aucune passion et ne provoque aucun désir sexuel. Devenue mince et attrayante, ses relations avec le monde extérieur se modifieront rapidement et de façon brutale. Chez les hommes, l'indifférence fera place à l'intérêt, à la convoitise et à la sollicitation, et ceux-ci seront sensibles à ses attraits, captivés par ses charmes et séduits par ses appâts. Ces changements d'attitude peuvent entraîner des réactions d'affolement, voire de panique, susceptibles de la déstabiliser émotionnellement et l'amener à reprendre son poids devant sa difficulté à assumer sa nouvelle vie sexuelle. C'est pourquoi beaucoup de ces femmes peuvent tirer bénéfice d'une consultation en sexologie.

Tout n'est pas perdu si vous êtes aux prises avec cette difficulté d'adaptation. C'est surtout par des exercices de visualisation que vous arriverez à percevoir la minceur de votre corps.

Le cinéma

Faites défiler dans votre esprit les images d'une femme mince sur le bord d'une plage, en la regardant de dos. Appréciez sa démarche souple, ses jambes effilées, ses hanches bien proportionnées, sa taille bien découpée, ses bras fins et délicats. Imaginez-vous qu'elle se retourne et que vous vous reconnaissiez.

Répétez cette scène dans des vêtements différents et dans des situations différentes: au travail, en marchant dans la rue, pendant une réception.

La réalité

Tous les jours, nue, debout devant votre miroir, visualisez bien votre corps et tombez en admiration devant lui. Contemplez la beauté de son galbe, l'harmonie, la fraîcheur et le satiné de sa peau. Considérez la finesse de votre cou, la délicatesse de vos épaules, la rondeur de vos seins et le plat de votre ventre.

Observez votre corps et apprenez à l'aimer: c'est vous qui l'avez façonné.

La visualisation

Dans le but de prendre conscience de vos formes que vous n'arrivez pas à visualiser, placez-vous, nue, debout devant votre miroir, et fixez votre regard sur une partie de votre corps. Là où votre taille s'était dangereusement épaissie, voyez maintenant se découper et prendre naissance des hanches harmonieuses ainsi que des cuisses et des jambes effilées. Maintenant, comparez l'image actuelle avec celle que votre miroir vous projetait avant votre cure d'amaigrissement.

La parole

Souvent, les paroles répétitives s'impriment dans le subconscient et exercent l'effet d'images subliminales permettant d'imprimer, de visualiser et de fixer la réalité des formes.

Plusieurs fois par jour, dites-vous: **Je me vois mince. Je me sens mince. Je suis mince. On me voit mince.**

La provocation

Portez souvent des vêtements ajustés (pull, pantalon, jeans, maillot), regardez-vous dans votre miroir et admirez votre minceur. Elle est bien là devant vous. Suivez les lignes de votre corps et le contour des courbes harmonieuses qu'il projette. Vous vous rendrez compte que vous ne rêvez pas. Vous êtes bel et bien mince.

Ne pratiquez pas la politique de l'autruche

Tout le monde, et ce, depuis toujours, aime jouir des plaisirs de la vie. Cela va de soi, les joies sont plus faciles à accueillir que les peines. Mais comme les peines, les déceptions et les soucis font aussi partie de la vie; il faut savoir les accepter.

Le divorce, la perte d'un être cher, les troubles familiaux et les soucis financiers sont des malheurs qui peuvent arriver à chacun de nous. Certaines personnes parviennent à les assumer, d'autres pas. Parmi ces dernières, plusieurs, qui pourtant veulent maigrir et rester minces, ont tendance à manger pour compenser au lieu d'affronter les événements.

Face aux problèmes de la vie, il ne faut pas pratiquer la politique de l'autruche. Comme le disait le professeur Hans Selye: «Si tu es convaincu de gagner la bataille, bats-toi jusqu'au bout, mais si tu sais qu'elle est perdue d'avance, abandonne.» Il n'y a rien de dégradant, quand c'est le seul choix, à choisir la fuite. Henri Laborit en a d'ailleurs fait l'éloge.

Un problème, quel qu'il soit, est toujours source d'insatisfaction, de tension, d'anxiété, d'angoisse et de stress. Par conséquent, lorsqu'il s'en présente un, il faut avant tout puiser dans toutes les ressources que vous possédez en vous-même pour tenter de le résoudre. **Fuir une situation sans même l'analyser et sans réunir toutes ses forces pour la combattre correspond à une faiblesse et, en définitive, à une démission.**

Lorsqu'un problème se présente, il faut le scruter et le décortiquer afin de pouvoir le résoudre. Il n'est ni nécessaire ni urgent de trouver une solution immédiatement. Le fait d'entrevoir deux ou trois solutions praticables à court ou à moyen terme suffit à réduire la tension et le stress.

Ainsi, vous serez moins portée à pratiquer la politique de l'autruche et à compenser par une solution alimentaire.

Et si jamais vous preniez un peu de poids?

Au cas où vous constateriez une remontée de votre poids, ne paniquez pas et, surtout, ne vous laissez pas envahir par un sentiment de culpabilité en vous disant que vous avez encore failli à vos promesses. Ne dites pas: «La semaine prochaine, je me prendrai en main.» Non, c'est dès maintenant qu'il faut que vous réagissiez parce que si vous tardez, d'autres kilos pourraient s'ajouter et vous risqueriez de repartir de zéro avec encore une fois un sentiment d'échec. Reprenez pour quelques jours le régime de la phase de transition en appliquant les principes énoncés dans ce livre. Et, surtout, n'oubliez pas de demander l'aide de votre médecin ou de votre diététiste.

Comment prévenir les rechutes

Perdre du poids n'est pas chose facile, mais le conserver exige énormément de courage. **Ne nous le cachons pas, maintenir son poids idéal est un très grand défi qui se situe souvent à la mesure des conquérants**. D'ailleurs, beaucoup de gens, à plusieurs reprises, ont perdu du poids et l'ont repris. Toutes les statistiques du monde occidental le prouvent: 95 p. cent des gens qui ont maigri reprennent tôt ou tard leur poids initial, sauf s'ils consentent à faire une période de maintien avec leur médecin ou une équipe multidisciplinaire pendant au moins deux ans dans le but de corriger leurs habitudes et leur comportement alimentaire.

Comment pouvez-vous éviter d'engraisser de nouveau? Pour répondre à cette épineuse question, nous nous sommes inspirés d'un excellent article du professeur Kelly Brownell, *Behavior Modification and Relapse Prevention*.

Vous êtes probablement parmi les personnes qui, à chaque tentative, ont repris leurs kilos si péniblement perdus. Pourquoi alors entreprendre un nouvel essai qui, de toute façon, a de fortes chances de se solder par un nouvel échec, avec toutes les conséquences psychologiques d'une réaction émotionnelle négative (culpabilité, désespoir) que vous êtes habituée de vivre et de subir? Si vous voulez que ce soit la dernière fois que vous entrepreniez une cure d'amaigrissement, il faut absolument que vous brisiez ce cercle vicieux. Voici les éléments indispensables pour prévenir une rechute:

1. *Évaluez les situations où vous risquez de flancher*

Pour combattre avec succès un ennemi, il faut bien le connaître. Pour bien établir les situations à haut risque, il est très utile que vous conserviez un carnet dans lequel vous avez noté toutes les situations où vous êtes tentée de manger. À titre d'exemples, en voici quelques-unes:

- repas amical;
- repas d'affaires;
- situations troubles (tension);
- sentiments dépressifs (ennui);
- tensions intrapersonnelles (tristesse, mélancolie, anxiété);
- conflits interpersonnels.

Il est important que vous établissiez dès maintenant votre propre liste de situations à haut risque.

2. Apprenez à prévoir les situations à risque élevé

Il importe que vous puissiez percevoir les signes prémonitoires des situations dangereuses et que vous soyez en mesure de les contrôler. Plus vous interviendrez tôt, plus la prévention de la rechute sera facile. En effet, **si vous pouvez établir à l'avance une situation dangereuse, cela vous permettra de planifier votre stratégie qui vous empêchera de rechuter.** Ainsi, vous vous mettrez dans un climat de confiance qui vous permettra de gérer plus facilement vos réactions et de prendre les moyens nécessaires pour devenir maître d'une situation dangereuse. À titre d'exemple, supposons que dès que vous mettez le pied dans la maison en revenant de votre travail, vous ayez la fâcheuse habitude de vous diriger directement vers le garde-manger. Si vous êtes parfaitement consciente qu'il s'agit là d'une situation qui vous expose à des risques élevés, vous pourrez élaborer une stratégie qui vous évitera une rechute. En sachant d'avance que cette situation risque de vous faire flancher, vous pourrez choisir des activités non alimentaires comme planifier votre journée du lendemain, lire un magazine, téléphoner à une amie ou aller marcher.

3. Subitement, vous devez faire face à une situation critique. Quoi faire?

Si vous vous trouvez tout à coup dans une situation à risque élevé que vous n'avez pu prévoir, ne paniquez surtout pas. Vous éviterez ainsi une réaction émotionnelle catastrophique. Avec tout le bagage de connaissances que vous avez acquises jusqu'à maintenant, **prenez la situation bien en main et gardez confiance en vous;** vous pourrez ainsi gérer la réponse à la sollicitation qui se présente à vous.

Deux scénarios sont possibles: ou vous êtes sur le point de faire un faux pas, ou vous êtes déjà engagée dans une dérogation à votre régime. Étudions ce qu'il est possible de faire dans de pareilles circonstances.

a) Vous êtes sur le point de flancher

Évitez de voir le côté catastrophique qui peut résulter d'une telle situation. Pensez plutôt au côté positif que vous pouvez en retirer. Vous devez évidemment réagir rapidement, puisque vous êtes dans une situation d'urgence.

Servez-vous de votre expérience antérieure dans de telles situations. Énumérez les différentes possibilités d'action qui vous ont déjà bien servi en pareilles circonstances. Si vous vous trouvez en présence de quelqu'un en qui vous avez confiance, demandez-lui son aide. Pourquoi ne puiseriez-vous pas dans votre liste d'activités non alimentaires pour vous en sortir? D'ailleurs, elle vous a déjà été très utile à plusieurs occasions.

b) Vous êtes en train de manger l'aliment interdit

Catastrophe? Pas du tout! Vous pouvez très bien vous sortir d'une situation semblable.

Vous êtes en train de déroger à votre régime? Qu'à cela ne tienne! Personne n'est parfait. **Il arrive à tout le monde de s'égarer.** L'essentiel, c'est de réagir, de se prendre en main, de garder confiance en soi et de regarder vers l'avenir. De toute façon, dites-vous bien qu'un faux pas n'est qu'un événement banal, un léger recul dont l'aspect positif est important, puisqu'il s'agit d'une occasion qui vous permet d'apprendre, de cultiver votre habileté à gérer une telle situation qui vous servira pour l'avenir.

Voici le cheminement que vous pouvez faire pour vous sortir d'une situation aussi délicate:

Arrêtez-vous

Vous êtes dans votre cuisine ou dans une réception et vous prenez conscience que vous êtes en train de manger un aliment hypercalorique qui peut détruire les beaux efforts auxquels vous avez consenti.

Arrêtes-vous. Si vous êtes à la maison, changez immédiatement de pièce et consacrez-vous sur-le-champ à une activité non alimentaire. Si vous vous trouvez en compagnie de copains dans une réception, prétextez que vous avez un téléphone important à faire, ou que vous avez oublié quelque chose dans votre voiture ou que vos phares sont restés allumés. **L'essentiel, c'est de changer de milieu:** loin de la vue, loin de la bouche.

Restez calme

Si vous paniquez et laissez un sentiment d'anxiété vous envahir, la situation empirera, se détériorera et deviendra vite-ment catastrophique. Essayez de vous situer en dehors de l'événement qui est en train de se produire et tentez d'analyser objectivement la situation. Admettez qu'il n'y a rien de grave, qu'il s'agit d'un événement banal, et qu'un simple écart ne signifie pas que vous vous orientez vers un échec.

Refusez la culpabilité

Il est important que vous évitiez de vous sentir coupable, puisque cette approche négative ne vous mènerait nulle part. Bien au contraire, votre sentiment de culpabilité pourrait générer un comportement inapproprié qui pourrait vous faire faire des gestes impulsifs devant la nourriture afin de trouver un plaisir immédiat et d'enlever le stress qui vous perturbe.

Examinez la situation

Vous êtes en train de manger un aliment hypercalorique que vous aviez éliminé. Pourtant, rien ne vous arrête.

Pourquoi? Essayez de passer rapidement en revue les événements de la journée. Avez-vous eu une altercation avec quelqu'un? Est-ce que votre patron a été exécrable aujourd'hui? Est-ce que vous êtes inquiète d'un enfant malade? La recherche du plaisir que vous trouvez dans cet aliment ne sert-il pas à diminuer vos tensions? Pour faire le point, utilisez les conseils que nous vous avons donnés précédemment.

Revenez en arrière

Rapidement, rappelez-vous vos motivations de départ à l'origine de vos succès, mais surtout, utilisez immédiatement le **principe du *feedback*** (rétroaction, retour d'information). Il s'agit d'un instrument simple, efficace et facile d'application. Arrêtez-vous tout simplement pendant quelques secondes et revenez en arrière. Regardez bien les 10 kg (22 lb) que vous avez perdus. Cette courte gymnastique mentale vous permettra de prendre conscience de vos performances et d'apprécier le résultat de vos efforts. Dites-vous bien que personne n'a perdu ce poids à votre place. Seuls vos efforts et votre détermination vous ont permis d'atteindre ce but. Vous êtes l'unique responsable de ce succès.

Ainsi, il vous sera facile de dire «non», car le fait d'être revenu en arrière et d'avoir pris conscience de votre force aura pour effet de vous motiver davantage. Vous passerez très facilement à travers la difficulté qui se présente.

Donc, chaque fois qu'une occasion se présentera de vous faire dévier de votre chemin, utilisez le **principe du *feedback*;** il s'applique en quelques secondes.

4. Changez vos habitudes de vie

Il est normal que votre vie soit pavée d'embûches et que les événements quotidiens soient générateurs d'anxiété. Mais si le stress qui en découle n'est pas équilibré par des événements et des activités agréables, vous aurez tendance à conserver vos comportements inappropriés, comme manger excessivement ou sans raison pour faire face à vos émotions, à vos sentiments et aux différentes situations éprouvantes.

Vous pouvez utiliser différents moyens pour vous aider à diminuer le stress quotidien. Parmi toutes les techniques que nous allons vous proposer, adoptez-en une que vous pratiquerez au moins trois à quatre fois par semaine.

L'activité physique

L'exercice est un des moyens les plus efficaces pour diminuer le stress non seulement parce qu'il fait partie des activités non alimentaires que vous pouvez utiliser dans plusieurs circonstances pour gérer les tensions quotidiennes, mais aussi parce qu'il est un instrument indispensable pour maintenir votre poids.

Rappelez-vous aussi les bienfaits de la marche dont nous vous avons parlé précédemment.

La relaxation

La physiologie a mis en évidence les corrélations étroites qui existent entre la musculature et le cerveau, et qui se passent à un niveau inconscient. La diminution de la tension musculaire entraîne le diminution des stimuli adressés au cerveau qui sera ainsi moins sollicité. Cette condition sera favorable à sa détente.

La relaxation est une technique qui a fait ses preuves dans le contrôle des réactions émotionnelles face au stress. Elle vous sera d'une grande utilité afin de supporter les tensions quotidiennes qui pourraient vous inciter à une prise de nourriture. Il existe de nombreux moyens pour vous détendre, allant des plus simples aux plus compliqués.

a) La musique

Le pouvoir relaxant d'une musique douce chez une personne tendue s'explique parce qu'elle agit sur sa sensibilité. Même un enfant dans le sein de sa mère est influencé par les sons musicaux. Nous avons tous expérimenté un jour les effets calmants d'une musique douce. Essayez tous les jours, ou le plus souvent possible, de consacrer de 20 à 30 minutes à l'écoute d'une musique calme.

b) La lecture

Lire un livre de son auteur préféré ou un article intéressant et passionnant est une activité qui vous procurera le calme, vous fera prendre un recul par rapport aux soucis de tous les jours et favorisera la diminution des tensions. En même temps, vous élargirez le champ de vos connaissances.

c) Le yoga

Très vieille technique de relaxation, le yoga a aidé et aide encore des millions de personnes à retrouver le calme et la paix intérieure. Il vise à libérer l'esprit des contraintes du corps par la maîtrise de son mouvement, de son rythme et du souffle.

d) La méditation transcendantale

Cette excellente méthode de relaxation élimine la tension et la fatigue, accroît la clarté d'esprit et favorise un profond repos. Une école philosophique tend à démontrer que l'anxiété et la peur ne sont pas inéluctables.

La méditation, en aidant à retrouver le calme et la sérénité, peut être d'une grande utilité dans la prévention des rechutes.

e) La respiration spontanée

Simple et facile d'application en tout temps et en tout lieu, ce moyen vous rendra de grands services. En situation de stress, le simple fait d'effectuer une respiration profonde en vous répétant: «Sois calme» va constituer une sorte de soupape de sécurité qui libérera le trop-plein de tension.

f) La respiration contrôlée

Debout, assise dans un fauteuil ou étendue sur un lit, vous pouvez réaliser facilement cette technique; elle a l'avantage de se faire n'importe où: à la maison, au travail, en voiture, dans le métro. Son utilité est reconnue non seulement pour la relaxation, mais également pour l'induction du sommeil pour lequel elle s'est avérée très efficace.

La respiration est un phénomène automatique qui n'a pas besoin d'être sous le contrôle de la volonté. Toutefois, vous pouvez utiliser votre volonté soit pour en augmenter ou en diminuer le rythme. C'est en le diminuant que vous favoriserez l'état de relaxation.

En voici la **technique**: dans un endroit confortable, fermez les yeux et contrôlez volontairement votre respiration. Le mouvement respiratoire étant composé de deux éléments, l'inspiration et l'expiration, allongez volontairement le temps entre l'expiration et l'inspiration. Après environ 30 secondes, tout en continuant cet exercice, répétez, entre l'expiration et l'inspiration, les deux mots suivants en alternance: «**relax**» et «**détente**». Rapidement, vous constaterez une détente et un bien-être qui libérera le trop-plein de vos tensions.

g) Le training autogène de Schultz

En concentrant vos pensées et vos sensations sur les divers segments de votre corps, vous arrivez à décontracter vos muscles. Un signal est transmis au cerveau qui s'apaise et qui favorise la diminution des tensions.

En voici la **technique**:

- Installez-vous dans un fauteuil confortable ou allongez-vous sur un lit.
- Fermez les yeux.
- Desserrez vos vêtements.
- Respirez calmement, en prolongeant l'intervalle entre votre expiration et votre inspiration.
- Répétez trois fois: «Je décolle ma langue de mon palais.»
- Répétez ensuite cinq fois les phrases suivantes:
  - «Je décontracte les muscles de ma mâchoire.»
  - «Je sens ma mâchoire devenir lourde, lourde, très lourde.»
  - «Je sens mes paupières devenir lourdes, lourdes, très lourdes.»
  - «Je décontracte les muscles de mon front.»
  - «Je décontracte les muscles de ma nuque.»
  - «Je décontracte les muscles de mon bras droit.»
  - «Je sens mon bras droit devenir lourd, lourd, très lourd.»
  - «Je décontracte les muscles de mon bras gauche.»
  - «Je sens mon bras gauche devenir lourd, lourd, très lourd.»
  - «Je décontracte les muscles de ma jambe droite.»
  - «Je sens ma jambe droite devenir lourde, lourde, très lourde.»
  - «Je décontracte les muscles de ma jambe gauche.»
  - «Je sens ma jambe gauche devenir lourde, lourde, très lourde»
- Avant d'ouvrir les yeux, dites trois fois:
  - «Tout va bien.»
  - «Je me sens détendue.»

244

Soyez patiente car ce n'est qu'après quelques semaines, voire quelques mois, surtout si vous êtes très tendue, que vous verrez les effets bénéfiques de l'une ou de l'autre de ces techniques de relaxation. Mais votre persévérance et votre patience seront largement récompensées.

Les attitudes positives

L'attitude est l'état d'esprit que nous adoptons face à quelqu'un ou à une situation; elle est soit positive ou négative. Si elle est négative, elle est destructrice. Prenons l'exemple d'une personne qui doit fournir un effort pour arriver à un but qu'elle s'est fixé et qui dit: «Je n'ai pas de volonté.» Juste le fait qu'elle avoue ne pas avoir de volonté confirme et garantit l'échec de sa démarche. Si, par contre, l'attitude est positive, elle permet de transformer la situation la plus désespérée en un succès des plus certains. Prenons le cas de quelqu'un qui a fait des écarts alimentaires dans son régime et qui, plutôt que de se sentir coupable, dit: «J'ai dérogé à mon régime, c'est vrai, mais ce n'est qu'un accroc et ça arrive à tout le monde. Je tourne tout simplement la page et je me reprends en main.» Cette personne vient d'adopter une attitude positive qui la mènera à une victoire assurée.

Dans les pages suivantes, nous vous donnerons des exemples d'attitudes positives face à certaines situations et nous vous proposerons des solutions devant certains événements. Tous ces conseils vous seront très utiles au cours de votre période de maintien.

Nous vous conseillons de consulter tous les jours quelques pages de cette rubrique: elles vous fourniront les moyens et les armes nécessaires pour lutter contre les obstacles et les ennemis de votre maintien.

Vous n'êtes pas parfaite

Beaucoup de gens au régime adoptent l'attitude du «tout ou rien» et n'admettent jamais le moindre écart. Il sont convaincus que s'ils ne font pas tout à la perfection durant leur régime, leur programme d'amaigrissement se soldera par un échec. Leur intransigeance, qui ne correspond pas à la réalité – personne n'est parfait – ouvre effectivement la porte à l'échec. D'ailleurs, nous savons tous que tôt ou tard toute personne au régime déviera de la ligne qu'elle s'est tracée.

Ne dites pas: «Si je fais un accroc à mon régime, tout sera foutu ou j'échouerai encore une fois dans ma tentative et je n'aurai plus aucune chance de réussir.»

Dites plutôt: «L'erreur est humaine, j'ai fait un léger dérapage, c'est tout. Ce n'est rien et ce n'est pas grave. Je me reprends tout simplement en main et je continue. D'ailleurs, mes résultats sont excellents, puisque j'ai déjà perdu 8 kg (17 lb). Plutôt que de viser une performance de 100 p. cent, je m'autorise une marge d'erreur et si j'atteins un résultat de 80 p. cent, ce sera une note excellente.»

La bouffe automatique

Il y a des moments, des situations, des émotions et des sentiments qui vous poussent à manger même quand vous n'avez pas faim et qui sont souvent incontrôlables:

- l'arrivée d'un visiteur;
- un moment d'ennui;
- une détente devant la télévision;
- l'annonce d'une bonne nouvelle;
- une pensée ou une période triste;
- un moment de fatigue;
- une situation de stress;
- l'idée d'affronter quelqu'un ou une situation.

La compréhension

Lorsqu'une de ces situations se présente et qu'elle vous incite à aller manger un aliment, il importe que vous compreniez qu'il n'y a aucune relation entre le désir de manger et cette situation. En effet, ce n'est pas une bonne nouvelle ou une pensée triste qui peut déclencher en vous la faim. Celle-ci est avant tout un signal de votre corps qui vous dit de manger pour remplacer l'énergie que vous avez dépensée. Par conséquent, l'envie de manger dans une de ces situations n'est qu'un **geste automatique**. C'est pourquoi il faut que vous appreniez à reconnaître le lien très étroit et extrêmement solide qui existe entre vos émotions et vos sentiments d'une part et vos habitudes alimentaires d'autre part.

Les solutions

1. Sachez reconnaître les émotions et les situations qui vous poussent à manger.

2. Dites: «**non, ça suffit**, je ne veux pas être esclave d'un aliment.»

3. Imaginez que le réfrigérateur et le garde-manger sont vides. Les besoins alimentaires créés par les émotions, les situations et les sentiments seront quand même présents. Qu'allez-vous faire si vous ne pouvez manger pour les calmer et les contrôler?

4. Utilisez des gestes automatiques non alimentaires qui attireront votre attention et qui vous feront **plaisir**. Par exemple:

- écrivez ce que vous ressentez exactement;
- téléphonez à une amie;
- allez visiter une voisine;
- allez vous balader d'un pas rapide;
- tricotez;
- faites un jeu de patience.

Attention aux excuses!

Il est facile de déroger à son régime, et les occasions ne manquent pas: anniversaires, fêtes, rencontres, sorties, etc.

N'oubliez pas que nous avons beaucoup d'imagination quand nous désirons dévier de notre chemin.

Ne dites pas: «Il est difficile de ne pas goûter, puisque je prépare les repas de toute la famille.» Ou: «Il m'est impossible de refuser cette entrée de foie gras qu'on a préparée pour mon anniversaire de mariage.»

Dites plutôt: «Ça ne vaut pas la peine de détruire mes beaux efforts et mes excellents résultats pour quelques bouchées d'aliments qui épaissiront ma taille, qui déformeront mes hanches et qui arrondiront mes fesses. Je préfère faire un choix qui me rendra fière et heureuse.»

Vous n'avez pas de volonté? Qu'à cela ne tienne!

N'attachez pas trop d'importance à votre volonté. Comme nous vous l'avons dit précédemment, elle n'est pas nécessairement la meilleure alliée que vous puissiez trouver.

Ne dites pas: «Je n'ai pas de volonté.»

Dites plutôt: «Ce qui importe, ce n'est pas ce que je n'ai pas, mais ce que j'ai décidé de faire.»

Vous vous sentez fléchir?

Avoir le goût de tout laisser tomber, vouloir ne plus faire d'efforts et ne plus s'imposer de contraintes, cela arrive à tout le monde. C'est humain. C'est normal. Mais on n'a rien pour rien. Donc, si vous voulez être heureuse, vous devez prendre les dispositions pour y arriver.

Voici quelques suggestions. Prenez une feuille blanche et faites un trait au milieu, de haut en bas. Du côté gauche, écrivez tous les avantages que vous avez ressentis depuis que vous êtes à votre poids idéal. Du côté droit, écrivez tous les malaises dont vous souffriez et tous les désavantages dont vous étiez victime quand vous étiez grosse.

Affichez cette liste bien en vue sur votre garde-manger ou sur votre réfrigérateur et vous verrez qu'aux moments cruciaux, votre liste vous rafraîchira la mémoire et vous ramènera à la réalité.

L'échec

Ce n'est pas parce que, comme tout le monde, vous avez subi des échecs dans votre vie qu'il en sera de même dans votre décision de rester mince. Éliminez cette pensée négative.

Ne dites pas: «Je n'ai jamais réussi quoi que ce soit.»

Dites plutôt: «je suis capable et j'ai entièrement confiance en moi. Je suis mince et je le demeurerai parce que je le veux.»

On essaie de vous décourager?

En vous disant: «Pourquoi t'es-tu imposé ces privations inutiles? Tu vas reprendre, tôt ou tard, le poids que tu as perdu.»

La solution? Faites-vous respecter en n'acceptant aucune remarque désobligeante. Empêchez votre entourage de vous faire du mal en répondant rapidement et fermement. Ne vous laissez pas harceler. Prenez la situation en main. Faites éclater votre bonheur et faites état de votre courage et de votre fierté.

Dites: «Je suis fière de mon succès et de l'objectif que j'ai atteint, puisque j'ai rajeuni, que je me sens en santé et bien dans ma peau. Je suis heureuse et je compte y rester.»

Adoptez une démarche positive

Si vous êtes trop intransigeante avec vous-même et si vous vous fixez des objectifs trop rigides, vous vous orienterez vers un échec puisque tôt ou tard se présentera une occasion où vous dérogerez. Adopter des attitudes trop fermes, dans une période de maintien, sans laisser place à un écart, diminue l'estime de soi, favorise le découragement et provoque des sentiments de culpabilité qui mènent à des comportements inappropriés et catastrophiques.

Il est donc impératif que vous bannissiez de votre vocabulaire les mots comme «jamais» et «toujours». Remplacez la loi du «tout ou rien» par celle de la flexibilité et faites place à l'erreur. Cette approche positive et réaliste vous aidera à affaiblir les attitudes qui ont l'habitude d'influencer votre comportement.

NE DITES PAS	DITES PLUTÔT
«Je ne dérogerai jamais de mon régime durant ma période de maintien.»	«J'ai de bonnes intentions, mais il se peut que je déroge de mon régime.».
«Je ne prendrai jamais de poids.»	«J'ai atteint mon poids santé avec succès, mais rien n'écarte la possibilité que j'aie des petites variations de poids.»
«Je ferai du sport tous les jours.»	«Je ferai du sport tous les jours, mais il se peut qu'à l'occasion je ne puisse me prêter à cette discipline.»
«Je ne mangerai plus de chocolat.»	«Je ferai des efforts pour en manger le moins possible, mais si j'en mange, ce sera l'occasion d'apprendre à me maîtriser.»
«Tous les jours, je mangerai une salade pour déjeuner.»	«Pour ma santé et pour contrôler mon poids, je m'efforcerai de manger des salades, mais je m'autoriserai quand même d'autres plats sains.»
«Je contrôlerai toujours les émotions qui me portent à manger.»	«Tout le monde peut ressentir de telles émotions. Si elles se présentent, je réagirai par des moyens non alimentaires.»

Méfiez-vous des bonnes raisons

Elles sont toutes bonnes pour déroger. Ne vous y laissez pas prendre!

Ne dites pas: «C'est l'anniversaire de mon frère et sa femme sera sûrement déçue si je ne mange pas un morceau de son gâteau.»

Dites plutôt: «Certes, c'est l'anniversaire de mon frère, mais ce n'est pas le fait de manger un morceau de gâteau qui va prouver mon attachement et mon affection pour lui. Il est très attaché à moi et il comprendra que c'est pour mon bien que je refuserai le morceau de gâteau. De toute façon, je sais ce que j'ai à faire et personne ne m'imposera un choix qui n'est pas le mien.»

Acceptez de vous faire aider

Si vous avez une mauvaise nouvelle et que vous avez le goût de tout laisser tomber et de manger n'importe quoi pour vous calmer et vous consoler, téléphonez à une personne en période de maintien ou à votre médecin pour qu'il vous aide, pour qu'il vous conseille et qu'il vous réconforte.

Vos amis, les desserts

Ils sont, dans bien des cas, responsables de vos kilos en trop. Toutefois, vous devez les aborder positivement.

Ne dites pas: «Afin de conserver mon poids, je vais éliminer les desserts pour toujours.»

Dites plutôt: «Je vais m'arranger pour découvrir des desserts nutritifs et délicieux, mais moins riches en calories.»

Le choix des mots

Quand vous réfléchissez à vos aspirations, à vos objectifs et à vos désirs, le choix des mots prend toute son importance. Autant certains favorisent une attitude positive et sont la garantie du succès, autant d'autres sont associés à des sentiments négatifs qui mettent en péril les meilleures intentions du monde.

Malheureusement et trop souvent, bien des gens qui veulent maigrir ou maintenir leur poids utilisent des mots ou des expressions tels que: «Je vais essayer, je devrais, je ne dirais pas, il va falloir, je vais être forcée, je vais être obligée» qui engendrent des attitudes négatives qui, loin d'être des moteurs de la réussite, sont des instruments qui pavent la voie à l'insuccès.

Si, face à un objectif que vous vous êtes fixé, vous dites: «Je vais essayer», vous ne faites qu'une tentative et vous ouvrez implicitement la porte à un échec éventuel. C'est ce genre de mots et d'expressions que vous devez éliminer de votre vocabulaire si vous voulez réussir.

NE DITES PAS	DITES PLUTÔT
«Je vais essayer de conserver mon poids.»	«Depuis que j'ai maigri, je suis dans une forme resplendissante et je ferai tout ce qui est possible pour conserver mon poids santé.»
«Il va falloir que je coupe dans les charcuteries.»	«Depuis que j'ai maigri, je suis dans une forme resplendissante et je ferai tout ce qui est possible pour conserver mon poids santé.»
«Je vais être obligée de faire de l'exercice.»	«Je sais que mon inactivité a été responsable de mon embonpoint. Comme je me sens bien dans ma peau et que je désire conserver mon poids, je me fixerai, en priorité, trois périodes hebdomadaires que je consacrerai à l'activité physique.»

Vous vous sentez coupable?

Mais non! Prenez soin de vous. Traitez-vous en douceur, avec amour et gentillesse. Il s'agit tout simplement d'une faiblesse passagère. Faites plutôt preuve d'une grande compréhension envers vous-même et réconfortez-vous comme le ferait une personne chère à votre égard.

Ne dites pas: «Je m'en veux. J'ai triché. Je ne suis bonne à rien.»

Dites plutôt: «Après tout, ce n'est qu'un accroc. Tout le monde peut flancher. Je sais que j'ai fait de gros efforts, que j'ai bien travaillé et que j'ai obtenu d'excellents résultats. Je tourne donc la page et je me reprends en main.»

Sortez, c'est indispensable

Ce n'est pas parce que vous êtes en phase de maintien que vous devez refuser une invitation et faire de votre vie sociale un désert. Si vous voulez conserver le poids idéal que vous avez atteint, vous devez apprendre à composer avec toutes les situations et à vous en sortir dans toutes les circonstances. Ainsi, vous vous serez armée contre toute sollicitation.

Ne dites pas: «Je n'en peux plus de toujours rester à la maison. Je n'ai plus le goût de faire attention à mon alimentation.»

Dites plutôt: «J'ai bien stabilisé mon poids, je fais attention à mon alimentation, je travaille fort, je suis contente de mes résultats, je mérite donc de me distraire. J'ai décidé de sortir le plus souvent possible avec les gens que j'aime.»

Un garde-fou: planifiez vos repas

Ne dites pas: «Ce soir, je ne sais pas ce que je vais manger. Je ne m'en préoccupe pas. D'ailleurs, je n'ai pas le temps.

Arrivée à ce moment-là, je verrai bien. Je me trouverai bien quelque chose à me mettre sous la dent.»

Cette attitude molle et négative signifie: **danger!** En effet, un repas préparé à la dernière minute peut être une aventure périlleuse puisque, ne trouvant pas les ingrédients pour vos plats, vous en utiliserez d'autres qui seront peut-être plus riches.

Dites plutôt: «Chaque samedi, je prends l'habitude de planifier tout ce que je vais manger durant la semaine. Je me fais une liste de tout ce dont j'ai besoin pour élaborer mes repas et, de cette façon, j'ai sous la main tous les ingrédients qui conviennent à une alimentation saine et équilibrée. Ainsi, je ne suis jamais prise au dépourvu.»

Les aliments tentation

Certaines personnes marcheraient des kilomètres pour un morceau de chocolat; d'autres donneraient leur âme au diable pour une portion de glace.

Pour résister à ces aliments tentation, il faut savoir qui ils sont. Une fois que l'on connaît son ennemi et qu'on peut analyser ses forces et ses faiblesses, il est plus facile de le combattre.

Voici les solutions que nous vous proposons:

1. La **fuite** est souvent la meilleure solution. En effet, si vous êtes assise devant votre appareil de télévision et que, tout à coup, à l'écran une publicité vous propose de manger une glace, quittez immédiatement votre siège et profitez-en pour aller vous chercher un grand verre d'eau.

2. L'**élimination** est souvent nécessaire. Si, pour vous, le chocolat est un aliment dangereux, acceptez pour un certain temps de l'éliminer de votre vie, quitte à le

réintroduire sur votre table quand vous aurez plus de maîtrise sur vos émotions.

Comment corriger les dérogations

Il se peut que, au cours de votre période de maintien, vous fassiez quelques écarts. C'est normal et il n'y a rien d'affolant.

Ne dites pas: «Je vais déroger en fin de semaine et je vais sûrement engraisser.»

Dites plutôt: «**Premièrement**, je vais économiser quelques calories à chaque repas pendant les cinq jours qui vont précéder ma fin de semaine. **Deuxièmement**, pour compenser mes légers excès, je ferai un peu plus d'exercice dans la semaine qui suivra.»

Vous êtes lasse de faire des efforts?

Que vous ayez des moments de lassitude après quelques semaines ou quelques mois de maintien est une chose tout à fait compréhensible. Que vous vous disiez: «Je suis fatiguée de contrôler tout ce que je mange» est une réaction tout à fait normale. Devant ces situations difficiles, adoptez une attitude positive.

Dites plutôt: «J'ai accepté et j'ai réussi d'ailleurs à me rendre à mon poids idéal. J'en suis évidemment très fière, puisque je me suis prouvé à moi-même que j'étais **capable**.

«Que j'aie quelques faiblesses ou que j'éprouve des moments de lassitude, c'est normal. Ça arrive à tout le monde. Par contre, je suis heureuse à mon poids idéal et je sais très bien que je le conserverai, à condition de manger modérément. Comme je suis déterminée à ne plus jamais reprendre de poids, je vais faire deux choses:

255

1. Je vais faire mes exercices plus régulièrement;
2. Je vais rapprocher mes consultations chez mon médecin.»

Voilà une belle attitude positive qui vous permettra de sortir de votre torpeur et de votre période de lassitude.

Si vous perdez courage

S'il arrive certains jours que vous perdiez courage parce que vous avez du mal à contrôler vos émotions ou que vous faites face à des moments pénibles, prenez courage et ayez confiance parce qu'il y a moyen de surmonter ces difficultés.

Voici des solutions:

- Pensez à votre courage, à votre ténacité, à votre détermination et à votre persévérance qui vous ont menée au succès;
- Chaque jour, réservez-vous quelques minutes pour vous féliciter de votre succès;
- Chaque jour, vantez-vous auprès de votre entourage de vos performances et d'avoir conservé votre poids idéal;
- Tous les matins, soignez votre apparence et montrez votre silhouette à votre entourage. Vous ferez des envieux;
- Dites à votre entourage combien vous êtes heureuse d'être mince.

Si votre motivation vous laisse tomber

Il peut arriver des circonstances, des occasions, des situations où votre motivation puisse s'affaiblir et vous laisser carrément tomber. Prenez l'exemple d'un anniversaire ou d'une fête quelconque où tout le monde est joyeux, surtout au moment du dessert. L'hôtesse qui s'est donné beaucoup de mal pour confectionner un magnifique et appétissant gâteau au chocolat s'apprête à en distribuer un morceau à ses invités. Tout le monde accepte sa portion et votre tour arrive. Vous avez une décision à prendre. Pourtant, votre choix est fait, mais vous hésitez.

Ne dites pas: «Tout le monde accepte un morceau de ce gâteau, pourquoi n'en ferais-je pas autant? Après tout, j'ai le droit à une gâterie moi aussi. Pourquoi suis-je obligée de me priver quand les autres peuvent se permettre ce plaisir? Pourquoi suis-je à part des autres?»

Programmez-vous et...

Dites plutôt: «Ce n'est pas parce que tout le monde en prend que je doive en faire autant. S'ils veulent grossir, ça les regarde, je ne suis pas obligée de faire comme eux. D'ailleurs, je ne suis pas forcée d'en prendre, j'ai **droit** à **ma liberté**. Je préfère **ma taille, ma silhouette, ma minceur, mon élégance, mon bien-être et ma santé** à un vulgaire morceau de gâteau. Je vaux davantage que ça. J'ai fait **mon choix** et j'en suis très heureuse.»

La crainte d'engraisser de nouveau

Vous avez atteint votre objectif, vous vous sentez bien dans votre peau et vous êtes heureuse. Vous arrive-t-il malgré tout de vous dire: «J'ai peur d'engraisser de nouveau»? Même si vous êtes mince, vous arrive-t-il de vous sentir encore grosse?

Ces attitudes négatives viennent d'échecs antérieurs que vous n'avez pas oubliés. En les ayant toujours à l'esprit, vous ne pouvez croire, vous ne pouvez admettre que cette fois-ci vous allez réussir.

Quoi faire pour chasser ces pensées négatives? Voici une solution: reprogrammez-vous par des **attitudes positives** en vous répétant souvent les phrases suivantes:

- J'ai atteint le poids idéal que je m'étais fixé.
- Je prends de plus en plus confiance en moi.
- Je mérite pleinement ce que j'ai réussi.
- Je suis une personne exceptionnelle.
- Je suis fière de moi.
- De jour en jour, je développe ma confiance en moi-même et en mes possibilités.

  Souvent, dans la journée, je me dis: **je suis c a p a b l e.**

CONCLUSION

Le véritable défi pour vous qui convoitiez la minceur, ne résidait pas dans l'amaigrissement proprement dit, mais bien dans la phase de maintien, où beaucoup de personnes ont échoué avec les régimes classiques ou à la mode parce qu'elles ne disposaient pas des instruments nécessaires et indispensables à la stabilisation de leur acquis.

Vous avez jusqu'à maintenant réussi. BRAVO! Certes, les avantages physiques et psychologiques que vous a apportés votre régime sont nombreux, bénéfiques et inespérés. Cependant, la voie qui vous assurera la minceur à vie sera, vous vous en doutez bien, pavée d'embûches et de difficultés de toutes sortes. Toutefois, la détermination dont vous avez fait preuve, l'acharnement que vous avez montré et le résultat éclatant que vous avez obtenu seront les garants de votre minceur.

Maintenir son poids idéal, ce n'est pas une question de volonté, mais plutôt de découvrir, d'apprendre et de cultiver l'habileté nécessaire, solide et infaillible pour contrôler en force toute situation périlleuse et toute sollicitation venant des personnes qui s'opposent à vos objectifs.

Maintenir son poids idéal, c'est réagir dès que votre poids bouge de 1 kg (2 lb) en scrutant votre carnet de route pour découvrir les aliments responsables de ce gain et pour évaluer la qualité et la constance de votre dépense énergétique. Cette prise en charge vous permettra d'apporter les correctifs nécessaires.

Maintenir son poids, c'est prévenir en maîtrisant les situations environnementales et les stimuli qui favorisent l'inactivité et qui entraînent les excès alimentaires. Si vous savez qu'en fréquentant un milieu donné vous restez inactive parce que vous aurez à côtoyer des gens sédentaires, changez de milieu ou influencez-le en proposant certaines activités.

Maintenir son poids santé, c'est apprendre qu'une dérogation à son régime n'est pas un échec, mais tout simplement un écart temporaire qui ne met pas en cause l'atteinte de votre objectif.

Maintenir son poids idéal, c'est prévoir certaines situations à venir en établissant à l'avance ses réactions, ses réponses, ses gestes, voire ses compromis. Si vous êtes invitée chez des amis, vous ne serez pas prise au dépourvu, car les aptitudes que vous aurez développées à vous tirer d'affaire dans n'importe quelle circonstance vous seront très utiles et vous éviteront un stress inutile.

Maintenir son poids de façon durable, c'est changer son style de vie. Souvent, les gens qui ont des problèmes de comportement alimentaire n'ont pas appris à créer un équilibre entre les exigences de la vie quotidienne et les moments de distraction, ce qui a pour effet de créer un état de stress et de favoriser le retour à des comportements impulsifs comme l'excès alimentaire.

Un excellent moyen pour diminuer votre stress et pour libérer les tensions consiste à faire de l'exercice et à pratiquer un sport. En améliorant votre forme physique, vous ressentirez un état de bien-être propice à des changements de comportement de toutes sortes, y compris alimentaires. En cherchant le plaisir dans des activités que vous aimez, vous diminuerez votre stress.

La vraie réussite du maintien, c'est de ne jamais oublier que l'obésité est une maladie chronique au même titre que l'hypertension artérielle essentielle ou l'asthme, et qu'elle implique, de la part d'une personne qui en est atteinte, qu'elle doive consulter son médecin régulièrement, assidûment et pour très longtemps.

Un obèse est guéri lorsqu'il est capable de régler lui-même le régime adapté à sa constitution.

J. Trémolières

BIBLIOGRAPHIE

APFELBAUM, M., J. BOSTSARRON, D. LACATIS. «Effect of caloric restriction and excessive caloric intake on energy expenditure», *Am J. Clin. Nutr.*, n° 24, 1971, p.1405-1409.

APFELBAUM, M., R. LEPOUTRE. *Les mangeurs inégaux*, Paris, Stock, 1978.

ASTRAND, P.E. *Manuel de physiologie de l'exercice musculaire*, Paris, Masson et Cie, 1973.

BJORNTORP, P. «Physical exercise in the treatment of obesity», *Obesity*, 1991, p. 708-711.

BJORNTORP, P., B.N. BRODOFF. *Obesity*, Philadelphie, New York, J. B. Lippincott Co., Londres, Hagerstown, 1992.

BJORNTORP, P., K. DE JOUNGE, M. KROTKIEWSKI, *et al.* «Physical training in human obesity. III. Effects of long-term physical training on body composition», *Metabolism*, n° 22, 1973, p. 1467-1475.

BLACKBURN, G.L., G.A. BRAY. *Management of Obesity by Severe Caloric Restriction*, Littleton (Massachusetts, États-Unis), PSG Publishing Co., 1985.

BLACKBURN, G.L., M.E. LYNCH, S.L. WONG. «Use of the very low calorie diet in surgical patients» (voir dans Blackburn, G. L.,

G. A. Bray. *Management of Obesity by Severe Caloric Restriction*, Littleton [Massachusetts, États-Unis], PSG Publishing Co., 1985).

BLACKBURN, G.L., P.G. LIDNER. «Multidisciplinary approach to obesity utilizing fasting modified by protein-sparing therapy», *Obesity/Bariatric Med.*, vol. 5, n° 6, 1976, p. 198-216.

BLACKBURN, G.L. 57th Annual Meeting, Federation of American Societies for Experimental Biology, Atlantic City, New Jersey, Avril. 15-2-, 1973.

BLACKBURN, G.L. Annual Obesity and Associated Conditions Symposium, The American Society of Bariatric Physicians, Las Vegas, Nevada, 1er novembre 1974.

BONAN, Kathy, Yves COHEN. *Votre santé par les nutriments essentiels*, Paris, Éditions Retz Poche, 1989.

BONAN, Kathy. *Maigrir sans contrainte grâce aux nutriments essentiels*, Paris, Éditions Retz, 1989.

BONTEMPS, Éric. *Mieux vivre grâce aux acides aminés*, La Maison du Bien-être, 1987.

BRAY, G.A. «Effect of caloric restriction on energy expenditure in obese patients», *Lancet*, n° 2, 1969, p. 397-3398.

BRAY, G.A. «The nutrient balance approach to obesity», *Nutrition Today*, 28: 3, 1993, p. 13-18.

BRODOFF, B.N., R. HENDLER. «Very low calorie diets» (voir dans Bjorntorp, P., B.N. Brodoff, *Obesity*, 1992, p. 683-707).

BROWN, Laura S., Laura S. ROTHBLUM. *Fat Oppression and Psychotherapy*, New York, Londres, Haworth Press, 1989.

BROWNELL, Kelly D., Thomas A. WADDEN. «Etiology and treatment of obesity: Understanding a serious, prevalent and refractory disorder», *The Bariatrician, Am J. of Bar. Med.*, hiver 1993, p. 11-16.

BROWNELL, Kelly D. «The psychology and physiology of obesity: Implications for screening and treatment», *J. Am. Diet Assoc.*, 84, 1984, p. 406-414.

BROWNELL, Kelly D. «Behavioral management of obesity», *Med. Clin. North Am.*, 73, 1989, p. 185-201.

BROWNELL, Kelly D. *Behavior Modification and Relapse Prevention*, Little Falls, New Jersey (États-Unis), Health Learning Systems Inc., 1992.

BROWNELL, Kelly D., T.A. WADDEN. «Etiology and treatment of obesity: Understanding a serious, prevalent and refractory disorder», *J. Concult. Clin. Psychol.*, 60, 1992, p. 505-517.

BROWNELL, Kelly D. *The Learn Program for Weight Control*, University of Pennsylvania School of Medecine, 1985.

CHEVALIER, R., S. LAFERRIÈRE, Y. BERGERON. *Le conditionnement physique*, Montréal, Éditions de l'Homme, 1979.

COLVIN, R.H., S.B. OLSON. «A descriptive analysis of men and women who have lost significant weight and are highly successful at maintening the loss», *Addic. Behav*, 8, 1983, p. 287-295.

CRAPO, P.A., J.M. OLEFSKY. «Food Falacies and Blood Sugar», *New England Journal of Medecine*, 309, 1993, p. 44-45.

CRAPO, P.A., G. REAVEN, J. OLEFSKY, «Postprandial plasma-glucose and insulin responses to different complex carbohydrates», *Diabetes*, 26, 1977, p. 1178.

DESPRÉS, J.-P., M.C. POULIOT, *et al.* «Loss of abdominal fat and metabolic response to exercise training in obese women», *Am. J. Physiol. (Endocrino. Metab.)*, 261, E159, 1991.

DESPRÉS, J.-P., D. PRUD'HOMME, *et al.* «Contribution of low intensity exercise training to the treatment of abdominal obesity: importance of metabolic fitness» (*in* Guy-Grand, B., D. Ricquier, M. Lafontan, G. Ailhaud (eds.), *Obesity in Europe 91*, Londres, John Libbey Press).

DESPRÉS, J.-P. «Lipoprotein metabolism in visceral obesity», *Int. J. Obesity*, 15:45, 1991.

DESPRÉS, J.-P., NADEAU, A., TREMBLAY, A., *et al.*, Role of deep abdominal fat in the association between regional adipose tissue distribution and glucose tolerance in obese women. Diabetes 38:304, 1989.

DESPRÉS, J.-P. «Obesity and lipid metabolism: relevance of body fat distribution», *Curr. Op. Lipidol*, 2: 56, 1991.

DITSCHUNEIT, H., J.G. WECHSLER, H.H. DITSCHUNEIT. «Clinical Experience with a very low calorie diet» (voir dans Blackburn, G. L., G. A. Bray. *Management of Obesity by Severe Caloric Restriction*, Littleton, Massachusetts, PSG Publishing Co., 1985).

DUPUY, André. *Moi aussi, je maigris... et je reste mince!* Montréal, Éditions Quebecor, 1984.

DWYER, J.T. «Treatment of Obesity: Conventional programs and fat diets» (voir dans Bjorntorp, P., B. N. Brodoff. *Obesity*, 1992, p. 662-676).

FOREYT, J.P., G.K. GOODRICK. «Weight management without dieting», *Nutrition Today*, 28 2:4-9, 1993.

FRICKER, Jacques. *Le guide du bien maigrir*, Paris, Éditions Odile Jacob, 1993.

GENUTH, S.M. «Perspective on very low calorie diets in the treatment of obesity» (voir dans Blackburn, G. L., G. A. Bray. *Management of Obesity by Severy Caloric Restriction*, Littleton, Massachusetts, PSG Plublishing Co., 1985).

GOLDSTEIN, D.J. «Beneficial effects of modest weight loss», *Int. J. Obes.*, 16, 1992, p. 397-415.

GRILO, C.M., S. SHIFFMAN, R.R. WING. «Relapse crises and coping among dieters», *J. Consult. Clin. Psychol.*, 57, 1989, p. 488-495.

GUYTON, A.C. *Traité de physiologie médicale*, Paris, Doin éditeur, 1989.

HOFFER, J.L., B.R. BISTRIAN, G.L. BLACKBURN. «Composition of weight loss resulting from very low calorie protein only and mixed diets» (voir dans Blackburn, G. L., G. A. Bray. *Management of Obesity by Severe Caloric Restriction*, Littleton, Massachusetts, PSG Publishing Co., 1985).

JENKINS, David J. A., *et al.*, «Glycemic index of foods: a physiological basis for carbohydrate exchange», *Am J. of Cl. Nutri.*, 34, 1981, p. 362-366.

JENKINS, David J. A. «Dietary carbohydrates and their glycemic responses», *JAMA*, 21, 1984, p. 2829-2831.

JENKINS, David J.A., T.M.S. WOLVER, et al. «Low glycemic response to traditionally processed wheat and rye products: Bulgur and pumpernickel bread», *Am. J. Clin. Nutr.*, 43, 1986, p. 516-520.

JENKINS, David J.A., et al. «Wholemeal versus wholegrain breads: proportion of whole or cracked grain and the glycemic response», *BMJ*, 297, 1988, p. 958-960.

KALLEN, David J., SUSSMAN, Marvin F. *Obesity and the Family*, New York, Londres, Haworth Press, 1984.

KATCH, F.I., W.D. MCARDLE. *Nutrition, Weight Control and Exercise*, 3e édition, Philadelphie, Lea & Febiger, 1988, p. 179-192.

LAFERRIÈRE, S. *La musculation pour tous*, Montréal, Éditions de l'Homme, 1982.

LAROCQUE, Maurice. *Maigrir par la motivation*, Outremont, Éditions Quebecor, 1998.

LAROCQUE, Maurice. *Maigrir par le contrôle des émotions*, Outremont, Éditions Quebecor.

LICHTMAN, W.W. «Discrepancy between self-reported and actual caloric intake and exercise in obese subjects», *New England Journal of Medicine*, vol. 327, n° 27, 1992, p. 1893-1898.

MARCEL, Jean-Louis, C. CARON. *Initiation à la sophrologie*, Lyon (France), Centre lyonnais de sophrologie.

MARINEAU, Jean-Marie, *125 Trucs pour maigrir et rester mince*, Montréal, Éditions La Presse, 1983.

MCCAULEY, J.M., et al. «Psychiatric distress in obese primary care patients and its effect on initiation of weight reduction behaviors», *The Bariatrician, Am. J. of Bar. Med.*, automne 1992, p. 9-12.

MIRKIN, C., M. HOFFMAN. *La médecine sportive*, Montréal, Éditions de l'Homme, 1981.

NADEAU, A. *Obésité et exercice. Les pièges de l'obésité*. Service de documentation, Institut de recherches Servier.

PAUZÉ, R. «Milieu ambiant et obésité», *L'actualité médicale*, janvier 1982, p. 26.

POISSONNET, Claude Michèle. *L'encyclopédie de la nutrition*, Paris, Éditions du Rocher, 1991.

RIMM, A.A., P.L. WHITE. «Obesity: its risks and hazards» (voir dans Bray, G.A. (ed), *Obesity in America*, Washington, D.C., Dhew Publication, n° 79, novembre 1979, p. 359.

RODIN, J., J. SLCHOWER, «Externality in the non obese: The effects of environmental responsiveness on weight», *Journal of Personality and Social Psychology*, 33, 1976, p. 338-344.

SCHAUBERGER, G., U.C. BRINCK, G. SULDNER, *et al*. «Exchange of carbohydrate according to their effect on blood glucose», *Diabetes*, 26, 1977, p. 415.

SENNINGER, Frank. *Perdez du poids ... pas le sourire*, Montréal, Éditions de l'Homme, 1993.

STARK, Robert E.T. «Stress: How it interferes with weight reduction – How to cope better», *The Bariatrician, Am. J. of Bar. Med.*, automne 1992, p. 13-16.

TRÉMOLIÈRES, J. *Diététique et art de vivre*, Paris, Éditions Seghers, 1975.

VAN ITALLIE, T.B., A.P. SIMOPOULOS. «Summary of the national obesity and weight control symposium», *Nutrition Today*, 28, 4, p. 33-35.

WADDEN, T.A., J.A. STERNBERG, K.A. LETIZIA, *et al*. «Treatment of obesity by very low calorie diet, behavior therapy and their combination: A five-year perspective», *Int. J. Obes.*, 13 (suppl. 2), 1989, p. 39-46.

TABLE DES MATIÈRES

DEUXIÈME PARTIE
LE PROTOCOLE DU JEÛNE PROTÉINÉ

IMPRIMÉ AU CANADA